她来了请准备
WELCOME TO YOUR PERIOD!

[澳] 优米·斯泰恩斯 [澳] 梅丽莎·康　著
[英] 珍妮·拉瑟姆　绘　徐琛成 初初　译

海豚出版社
DOLPHIN BOOKS
CICG 中国国际传播集团

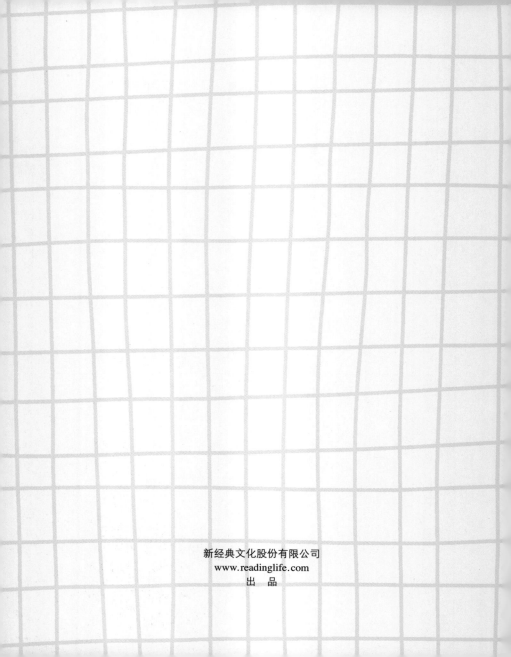

新经典文化股份有限公司
www.readinglife.com
出　品

献给新一代来月经的女性。
愿你们能轻松应对、笑对经期!
也献给你们的母亲,
她们总是竭尽全力保护你们免受伤痛。

——优米

献给学富五车并让我受益良多的
朱利安、萨曼莎、乔治娅
和汉娜·萝丝。

——梅丽莎

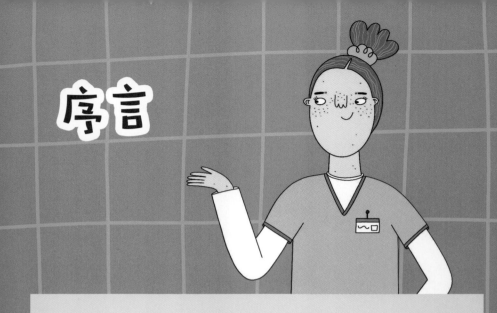

序言

女孩，你好：

无论月经有没有出现在你的生活里，翻开这本书的那一刻，你已经在做一件前所未有的事情：这可能是少有的写给青春期女孩阅读的、专门讨论月经的书籍。上几代女性在你这个年纪时（包括我）甚至没有公开说出"月经"二字的勇气，而"月经"经常会以另一些称谓出现，比如"大姨妈"（寓意麻烦与负担），"老朋友"（寓意很多年都经常要见面）等等。

月经在人类历史上经常和污秽、禁忌、惩罚、伤害等概念联系在一起，这些令人遗憾的历史与现实，一部分是因为和女性生育能力有关的知识在科学不发达的远古时代实在是太神秘了，以至于当人们的了解有限时，只能把这些无比自然而充满力量的生理过程看成是需要被恐惧的东西。另一方面，每个月都会出血但还可以越活越漂亮的生物听起来令人匪夷所思，为了防止她们的力量过于强大，一些人会把这种超能力描述为是邪恶的，并且以各种方式打压这个再自然不过的生理现象。

代代相传的无意识使得不少人对月经讳莫如深，比如当身处经期时，不少女性会把卫生巾藏着掖着，生怕让人知道自己月经造访中。来月经的那几天坐立不安，不仅要忍受身体可能的不适，也会不断担心侧漏是否会弄脏衣物。很多人会告诉你来月经不能吃冷饮、碰冷水，仿佛月经在身的女性天然是更加脆弱的……这些早已习以为常的做法与态度是否具有科学依据？我们是否能用另一些立场与方法来对待月经的存在？相信读完本书的你一定会有和此刻截然不同的思考。

在过去十年的心理咨询临床工作中，我惊讶地发现月经作为每个女性一生中会长期经历的生理现象，所能拥有的关注与叙述空间却是如此狭小：不少女性认为来月经时忍耐疼痛是天经地义的；另一些女性认为月经决定了女性在社会竞争中更处于劣势；相当多的女性表示自己厌恶月经；更多时候，许多女性甚至人到中年都未曾有过机会用言语去形容自己和月经共处的体验，或者是思考月经对自己生活与生命的意义。

不过，好在终于有这样一本书，能让你在和月经开始相处的起点就感觉自己并不孤单，你的困扰、不安与不适，都有机会在这本书的内容中找到支持与慰藉。

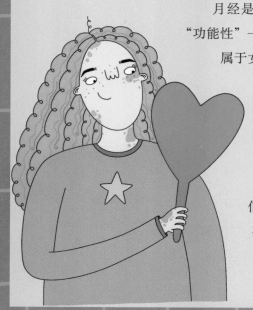

月经是人生第一次确认身为女性的"功能性"——那意味着你逐渐具备了专属于女性的生育功能，无论你在未来是否会选择使用它们。这也意味着无论此刻你对妈妈有怎样的感受与态度，你们身体的一部分开始变得前所未有地相似起来。相信你们中的大多数人在第一次来月经的时候，会本能希望妈妈在身边，可以告诉自

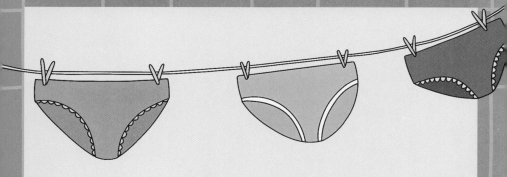

己如何面对这个全新的身体变化。妈妈会在这个过程中传递她的方法与态度，而读完这本书，相信你会找到真正适合自己的、与月经的相处之道，也会从中更理解每一代女性所经历过的、与月经及女性身份认同有关的故事。

月经带来的前所未有的身体体验，有时候会让人误以为自己的身体不再健康与完整，尤其是当疼痛与经期不规律之类的困扰袭来时，那仿佛是对身体失去了掌控感。月经的到访让我们有机会去听听身体的需求，关注一下内在的声音，和自己的女性身份进行一些对话与探索。阅读与学习和月经有关的知识是重塑身体掌控感的第一步，唯有知己知彼才可既科学又自在地与生理变化相处。

月经也会让你面对许多新的社交情境，比如在有必要的情况下，如何向爸爸甚至男同学谈论你的月经？当月经突然到访时，如何向周围人求助获得经期用品？当月经让你感到不适，

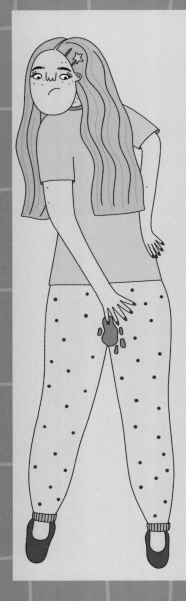

如何清晰表达这部分生理诉求？当月经弄脏了你的衣裤，如何在尊重自己与他人的前提下处理这些状况？当你周围的女性伙伴遇到与月经有关的困扰时，你又可以如何支持她们？某种程度上，月经会重新定义你与周围人的关系，也会创造出一些新的关系，如同一个隐秘的催化器，月经会使你的人际关系体验越发完整。幸运的是，在本书中，你会寻找到与这些部分相关的分享。

不管怎么说，月经在生命中的出现意味着你长大了，这本身是如此值得庆祝的一件事情，以至于为月经初潮的来临而举办庆祝派对在一些国家已成流行。但在另一方面，成长的同时也往往需要经历困惑、烦恼甚至是痛苦，英语谚语 growing pains 描述的就是这番体验。真诚祝福你可以通过这本"月经解忧指南"，通往一个全新的世界，开启持续终身且有趣有益的女性身份探索历程。

P.S. 如果你是男性读者，也非常欢迎通过本书了解一下女生们专属的生理现象，相信有很多内容和你以为的并不一样。月经并不可怕，更不可耻。如果世界上没有月经的话，人类可是要灭绝的。

严艺家
一个已经与月经共处了 20 多年的人，心理咨询师
伦敦大学学院（UCL）精神分析发展心理学硕士

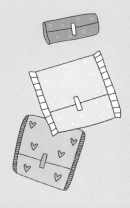

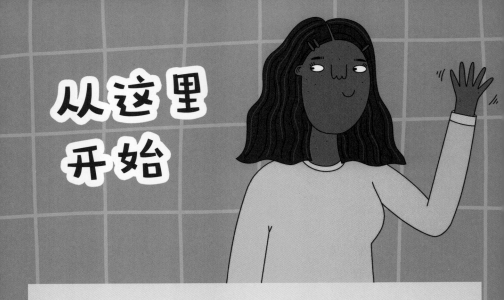

从这里
开始

这本书怎么看?

你想怎么看，就怎么看!

　　首先，没来月经时，感到激动、害怕或紧张都很正常，毕竟你从没有过这样的经历。但读过这本书以后，无论面对什么情况，你都能轻松应对!

　　这本书包括了很多月经相关的知识。你可以从头读到尾，一字不差，也可以直接跳到你最想了解或最需要了解的地方。

　　如果你没有任何基础知识，想知道月经到底是什么，请翻到第 4 页"月经基础知识"一节。

如果你想知道卫生巾和卫生棉条的区别和用法，请翻到第 42 页。

如果你对来月经后的身体变化感兴趣，可以从第 122 页读到第 145 页。

第 152 页解释了月经的相关名词。

未来几年，你可能会想了解越来越多不同的东西。这本书会在这里一直等你重温，那些曾经你觉得不需要了解的内容也可能忽然变得重要起来。

等你觉得自己已成为"月经达人"，可以把这本书分享给身边的女性亲朋好友，对她们说：

"月经来了？

你可以搞定它！"

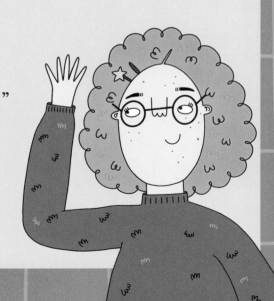

目录

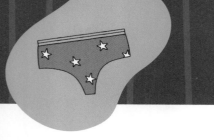

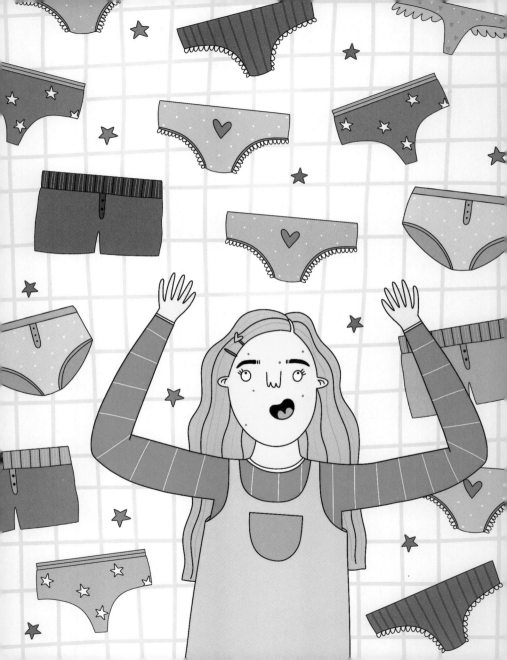

月经来了!

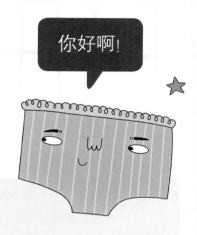

你好啊!

一起来了解
月经的相关知识吧!

我叫优米,想和你聊一聊月经这件事。

我小时候很少有机会了解月经的相关知识,当时唯一的女性健康知识来源就是少女杂志的医生问答栏目。

作为专栏主持人,梅丽莎医生是一位女性健康问题专家,读者可以写信向她寻求建议。不管问什么,她从来不会嘲笑读者的问题,也不会随意开玩笑,更不会闪烁其词。最厉害的是,她的回答永远准确无误。

现在,我竟然有机会和梅丽莎医生一起写这本关于月经的

> # 很高兴在此向你介绍：
> # 我崇拜、信任的梅丽莎·康医生。

书，真是感慨万千。

　　虽然现在梅丽莎医生是月经相关问题的专家，但她第一次来月经时，也和我们每个人一样一头雾水。

　　梅丽莎医生六年级时，在学校看了一个有关月经知识的短片。但这是一次不愉快的学习体验，全班都很尴尬，她一句话都没说，甚至不敢看其他同学。事后，妈妈和她有了唯一一次关于月经的交流。

　　而我妈妈只给了我一张卫生巾的宣传单，这也是我们唯一一次关于月经的"交谈"。不过说实话，我还挺冷静。我觉得自己可能永远都不会来月经——因为我真的不想来月经，女生为什么要来月经呢？

　　后来，我和梅丽莎医生发现，很多女生都是这么想的。我们长大后，希望能有越来越多的女性更坦然地看待月经，尽可能了解月经，并且理直气壮地讨论月经。月经不过是常见的女性生理现象，也是件挺有趣的事！

梅丽莎医生在杂志专栏分享了 20 多年的经验建议。她接到并回复了几千封信，都是像你一样的女生寄给她的。我们把一些信的内容摘录进了这本书里，与你分享这些真实的"月经故事"。

虽然，我不是梅丽莎医生这样的专家，但记性不错。我知道，哪怕你已经掌握了很多月经小知识，第一次来月经时还是会不知所措、害怕、兴奋……各种情绪交织在一起。任何关于月经的问题都是有意义的，周期规律还是不规律、感觉痛还是不痛、量大还是少，每个人的经期表现都不一样。**欢迎翻开这本书！**你会了解到月经的相关知识和可靠的信息，轻松应对月经的到来。

希望你更了解自己的身体，变得越来越自信。

——优米

梅丽莎医生

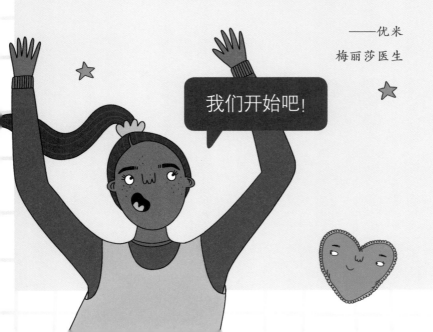

我们开始吧！

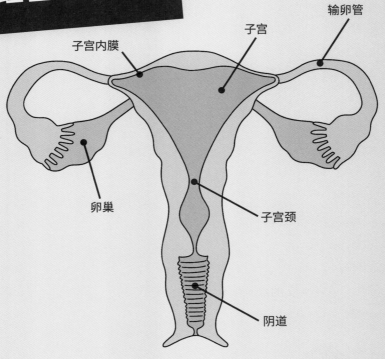

输卵管

子宫

子宫内膜

卵巢

子宫颈

阴道

月经是什么?

月经是子宫内膜周期性脱落并伴随出血,通过阴道排出的自然生理现象。一般频率为每月 1 次,每次 2 ~ 7 天。月经又被称作生理期、例假或大姨妈。

这就是月经,你绝对可以轻松应对!

谁会来月经?

有子宫的人都可能来月经!

月经什么时候来?

女生第一次来月经一般是在青春期（如果你想了解更多关于青春期的知识，请翻到第 122 页），平均年龄是 12 ~ 16 岁，有的女生更早或更晚。

大多数情况下，初潮（第一次月经）都有预兆，第 62 页有详细说明。

月经会持续多久?

经期时长

大多数少女的经期是 2 ~ 7 天，平均持续 5 天。

月经周期

两次月经第一天的间隔时间记作一个周期。初潮后，需要好几年才能形成规律的月经周期。一般月经周期为 28 ~ 32 天。月经周期长短因人而异，每个人每个月也可能不一样。青春期女生的月经周期范围还可能更广（21 ~ 45 天）。如果你想了解更多关于月经周期的知识，请翻到第 146 页。

经期总时长

初潮以后、更年期以前的三四十年里，你都会来月经。怀孕和生宝宝的时候，月经会暂停。到了更年期，生殖系统逐渐萎缩，就不能再孕育宝宝了。女性平均在 51 岁进入更年期。

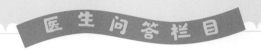

我很害怕！

"我 12 岁了，很怕来月经。怎样才能冷静下来？"

害怕初潮的人很多，**绝对不是只有你一个人**。害怕很正常，毕竟你对月经一无所知。如果你害怕一样东西，最好的解决方法就是多了解它，所以读这本书就对啦！

你身边的所有成年女性基本都来过月经。她们挺过来了，还都活得很精彩。

深吸一口气。你也可以！

应对恐惧

1. 深呼吸。
2. 想清楚你在害怕什么。
3. 散步。
4. 喝一大杯水。
5. 找人倾诉。
6. 知道自己并不孤单。

来月经痛不痛?

刚来月经时不太痛,尤其是头几个月。

但随着你长大,会更容易痛经,但这也因人而异。痛经时会出现下腹部疼痛、坠胀、肌肉痉挛,伴有腰酸等不适症状。痛经的原因不是阴道流血,而是阴道上方的子宫收缩异常。

第一次来月经的时候，我完全没有注意到，一点也不痛，只是差不多连续3天内裤上都有几条褐色的痕迹。这还是奶奶洗衣服时发现的。有人可能觉得这很尴尬，不过我更愿意和奶奶聊月经。

——梅丽莎医生

如果你刚来月经或是还没来月经，暂时不用担心痛经。如果你想了解更多关于痛经的知识，请翻到第96页。

除了流血，有时候我的大阴唇也会痛，就像肿了一样。这种情况会持续差不多一天。有的朋友还会出现肚子绞痛，或觉得肚脐下面有点痛的情况。

——优米

我们为什么会来月经？

换句话说，我的子宫内膜为什么会流血？以前都没有！

进入青春期以后，你的身体会发生一些神奇的变化。受激素变化和身体发育的影响，你会长出新的子宫内膜，由血液和其他体液组成，用来孕育宝宝。你没有怀孕的时候，身体就需要摆脱这层子宫内膜，所以才会流血。这个过程完全由生殖系统控制，第146页有更详细的介绍。

经期结束以后，那层子宫内膜就消失了。子宫会重新长出内膜，下个月再清除。

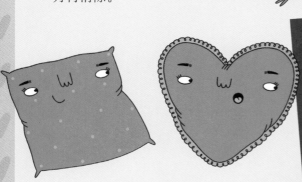

我会把子宫想象成一个空房间。这个房间的墙壁、地板和天花板在青春期时铺满了红色的垫子。我们把这些垫子扔掉、铺满，再扔掉、再铺满，循环往复。

——优米

经期会流多少血？

你可能觉得自己流了很多血，但其实没那么多，月经开始两三天一共只会流 20 ～ 25 毫升血。你可以使用卫生巾、卫生棉条或其他月经用品。第 42 页详细介绍了各种各样的月经用品供你选择。

一般月经期头几天经血最多，也会感觉"最沉重"，会流出一次经期 75% ～ 90% 的血量，之后经血就会逐渐减少。经期快结束时经血很少，通常只会在内裤或卫生巾上留下少量痕迹。

经血是从哪里流出来的?

经血是从阴道里流出来的,和小便流出来的位置不一样。阴道口大概在尿道口下方 2 厘米、肛门上方 3 厘米左右的位置。

如果你想了解更多关于阴道的知识,请翻到第 120 页。

月经为什么一个月来一次? 和月亮有什么关系?

虽然月经和满月都是一月一次,但这只是巧合。成年女性平均每 28 天来一次月经,但只要两次月经间隔在 24 ~ 35 天,就是正常的。刚来月经的女生两次月经的间隔一般在 21 ~ 45 天。这个间隔叫作"月经周期",要从一次月经开始的第一天数到下次月经开始的第一天。

月经是什么样?

我们刚来月经的时候,一般会在内裤或卫生巾上留下几条棕色或黑色的经血痕迹。月经变得稳定、规律以后,在经血比较多的几天里,通常是深红色;随着血量减少,经血会变成棕色。具体情况因人而异,每次月经也可能不一样。

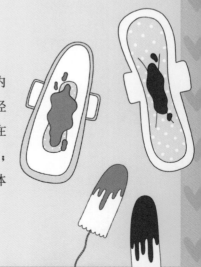

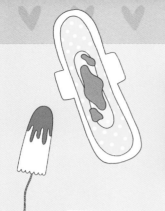

> 我以为经血会是深红色，结果第一次月经更偏棕色。我当时心想：月经是这样的吗？这会不会不是月经呢？
>
> ——尼沃，22 岁

经期该穿什么内裤？

怎么舒服怎么穿！如果你用卫生巾，像四角内裤这样裆部宽的内裤支撑性更好。丁字裤就不行啦！

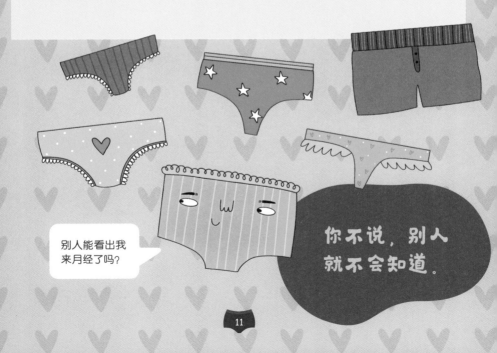

> 别人能看出我来月经了吗？

你不说，别人就不会知道。

来月经是什么感觉？

　　来月经的感觉就像两腿之间湿了一点，但和尿裤子不一样。首先，经血比尿液更稠，而且收缩盆底肌可以憋尿，却不能控制经血流出。

　　经血流到内裤上就麻烦了，所以大多数女性都会用卫生巾、卫生棉条或月经杯。卫生巾吸收经血，你就不会觉得湿了。用棉条或月经杯的话，吸满经血以前你不会有感觉。如果你想了解更多关于月经用品的知识，请翻到第 42 页。

　　经血经阴道而不是尿道流出。你在经期偶尔会感觉阴道有一股热流涌出。

　　第一次在内裤上看到经血，你可能会觉得有点可怕，但你会习惯的！就算晕血的女生，最后都能平静面对月经。

　　　　　　　　　　　　　　　　　　　　　　——优米

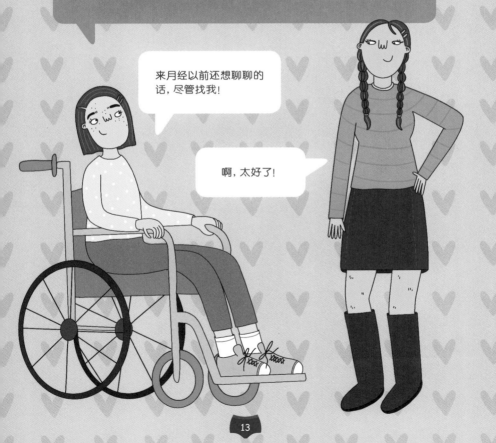

我是残疾人，有时需要借助轮椅，行动不太方便。不过，不同的人经期体验不一样。如果你也身体行动不便，遇到了月经相关的问题，可以跟年龄相仿、身体情况差不多的女生聊聊天。不用担心，月经没什么大不了，也不是很难处理。

——斯黛拉，19 岁

来月经以前还想聊聊的话，尽管找我!

啊，太好了!

我怕永远不来月经

如果你**所有**的朋友都来月经了，只有你还没来，而且好像永远不会来月经，或者，你希望自己第一个来月经，但它迟迟不来，那么，这种情况等到什么时候才需要担心呢？

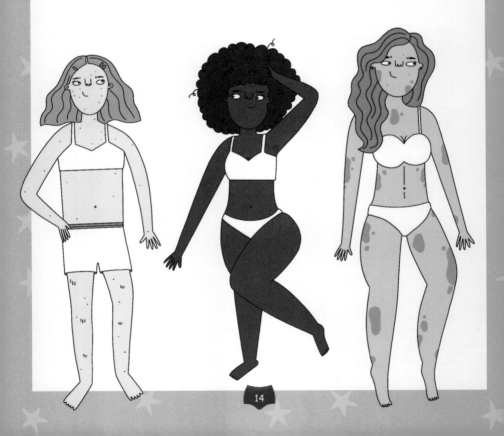

简单来说，现在不需要担心。除非你十五六岁了还没来月经，否则就不用去看医生。不过，即便你十五六岁还没来月经，情况也没有那么糟糕，所以不用太紧张。

问问妈妈、姐姐妹妹、姨妈姑姑、外婆奶奶都是什么时候来的月经，或许能帮你放松心情。

每个人的身体都是独一无二的。

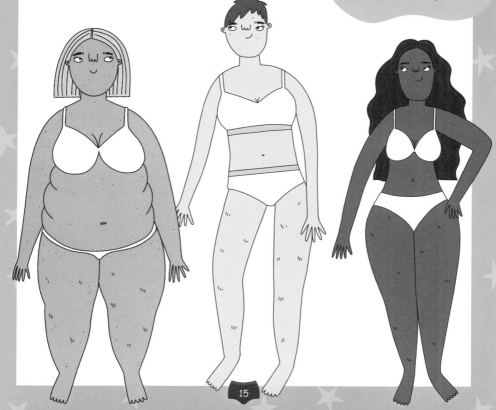

如果你发现她们很晚才来月经，那你也可能很晚才来。但如果她们来月经的时间有早有晚，那问了好像也没什么帮助。谁都说不准你什么时候会来月经，但你可以翻到第 62 页，多了解自己身体的变化，或许能发现一些线索。

如果你没有适合咨询的家人，就在学校里问问吧，信任的老师、学校的医生、辅导员都可以。虽然你没来月经时觉得害怕或尴尬，但大多数有子宫的成年女性都习惯了，因此你完全可以大胆地咨询她们有关月经的问题。等你来过几次月经以后，就不会再觉得麻烦了。可能过不了多久，你就可以为年纪更小的家人或朋友提建议啦！

我来月经时大概 13
岁，妈妈和妹妹好像也差
不多这个年纪来的月经。
——梅丽莎医生

去医院

在很多国家，青少年都可以要求医生对自己的病情保密。也就是说，医生需要经过你的同意，才可以跟家长或其他监护人讨论你的病情。除非你的病情比较严重，医生才会为了保证你的安全破例。

如果医生觉得你已经足够成熟，给你治疗时也可以不征求家长的意见。

这对大多数青少年来说是一个渐进的过程。你很小的时候，需要家长或其他人照顾。但随着长大，你可能希望拥有更多隐私，为自己的健康承担更多责任。此外，也要看家长或其他监护人能不能提供有力的支持。

你可以向医生咨询是否有必要告诉家长具体情况。

为初潮做准备

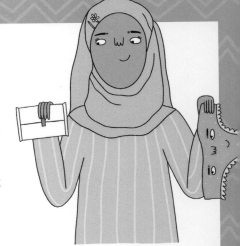

为没经历过的事做准备会不会很难？

在第一次月经到来以前，你可以做好以下准备：

1. 准备月经包

随身携带月经用品，以备不时之需！可以翻到第 20 页，看看月经包里要放什么。

2. 试用卫生巾

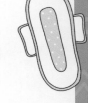

把卫生巾有黏性的一面贴到内裤裤裆上。提起内裤，走几步看看（第 42 页有详细指导）。感觉如何？拍拍屁股，能摸到卫生巾吗？穿好裤子以后照照镜子，看得到卫生巾吗？看不到吧！

3. 买黑色内裤

黑色内裤比浅色内裤更能隐藏可能渗出和漏出的经血。建议你多准备几条黑色内裤。在经血比较多的几天，穿黑色内裤可能让人觉得更自在。

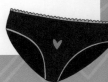

4. 聊天

向朋友或其他月经达人咨询心得。这个话题可能有点难以启齿，但总有成年女性愿意和你聊一聊！她们会和你分享一些经验，同时给你一些建议。

5. 看书

阅读一些有关月经、青春期等主题的图书，会让你更了解自己的身心变化和周围人的变化。

当然你还能读这本书！知识就是力量。

我和两个表姐妹，还有最好的朋友聊过月经。她们来月经以前，提前很久就跟妈妈学了好多关于月经的知识。然后，她们把这些知识分享给了我。我们都还没来月经的时候，在一起担惊受怕。但是来过月经以后，就觉得："哦，不过如此嘛！"

——梅丽莎医生

准备月经包

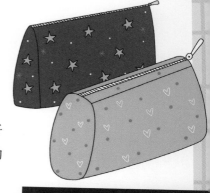

在常用的包里放一个提前准备好的**月经包**，可以帮你做好迎接月经的心理准备。

月经包是一个可以拉上拉链、小文具袋大小的小包，里面装着经期需要的所有东西。为自己挑选一个能保守秘密、不占空间的月经包，随身携带，以备不时之需。

很多成年女性用手包的一个原因就是携带月经包。手包可以说是升级版的月经包。

——优米

我女儿 12 岁来的月经。平时，她都和朋友一起去厕所。有一次，她在马桶上坐下时，看到了内裤上的血迹，大喊道："我来月经了！"她朋友马上回答："我帮你拿东西过来！"然后那个女孩回去找到自己的包，还喊上了其他几个朋友，一起拿来了各自的月经用品，让我女儿可以从中选择。

——赛蒙，45 岁

月经包里需要放的东西

无论你喜欢用卫生巾还是卫生棉条，都在月经包里放 3 个吧。如果你还不确定自己的偏好，可以先试试卫生巾。卫生巾和卫生棉条都不占地方，并且朋友或陌生人也可能会找你借。翻到第 42 页，了解更多可供选择的月经用品，学习卫生巾、卫生棉条和其他月经用品的使用方法吧！

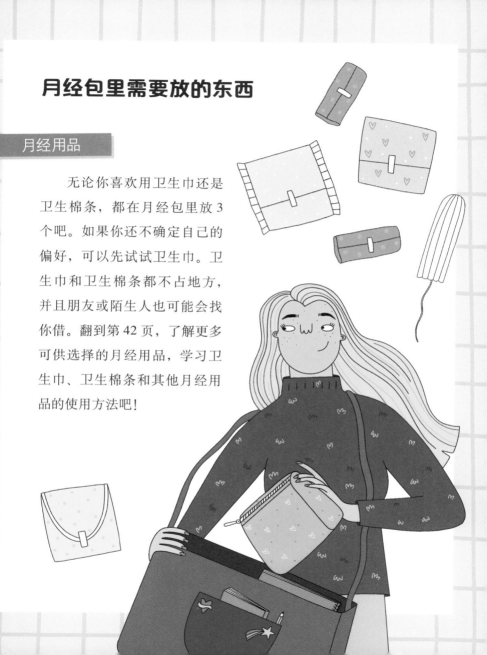

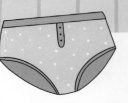

备用内裤

把备用内裤装在密封袋里。万一经血流到内裤上，可以马上换上干净的，把脏的装进密封袋，带回家清洗。

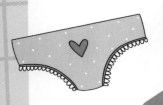

我一直都随身带着装有卫生巾、棉条和护垫的小包。但我最近才发现，还可以把内裤放进去。经期前三天，一定要记得带备用内裤。第四天就不用在意啦。

——谭思，13 岁

如果需要，还可以放入以下这些东西

止痛药

如果你痛经，需要吃布洛芬、扑热息痛之类的止痛药，记得准备两板放在月经包里。

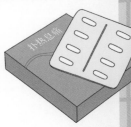

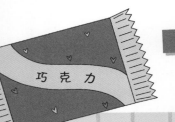

应急巧克力

以防万一，可以适当吃点巧克力！

无论在学校、在回家路上，还是和朋友外出，你都应该随身带着月经包。专门准备一个小包可能有点夸张，但**强烈建议**你准备一个月经包。如果把月经用品零散地放在书包里，很容易找不到，还可能在你不注意时从书包里掉出来。

我以前主持过直播节目，为了确保安全，我会穿两条内裤！只有这样我才会觉得一切尽在掌控之中。一个准备妥当的月经包也会给你带来同样的安全感，让你变得更安心、更勇敢。

——优米

月经期的情绪变化就像坐过山车。我经常会因为月经突然来了而惊慌失措，但又总是马上庆幸自己有所准备。最好的体验莫过于，在洗手间遇到陌生人借棉条或卫生巾的时候，你刚好可以帮她们解围。

——佩妮，33岁

家用月经包要怎么准备呢?

把所有月经用品放在一个方便拿到的地方，例如卫生间或卧室。如果你和妈妈住在一个房间里，看看她怎么做，跟着学就好。

你可以把月经用品都放进一个小包，同时在方便拿到的地方放一包卫生巾或棉条，也可以把月经用品放在马桶附近或者离马桶最近的柜子里。总之，月经用品离马桶越近，经期时你就越方便。

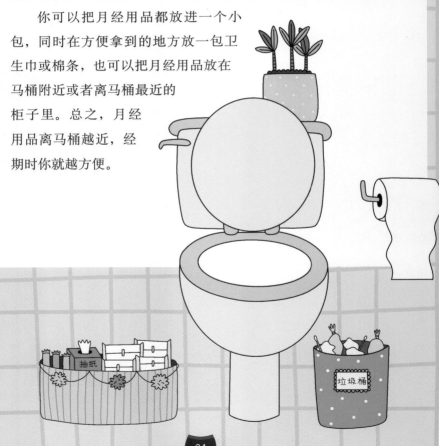

抽纸

垃圾桶

24

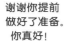

谢谢你提前
做好了准备。
你真好!

不用谢!
♥♥♥

　　在家里, 我习惯在卫生间里放一些卫生巾和棉条, 不是放在柜子里,
而是放在大家都可以看到的地方。大家都不会介意, 因为来月经是件很
平常的事!

　　月经用品不能直接冲走, 因此我还会在马桶边放一个垃圾桶, 这样
就不用把卫生巾或棉条带到外面扔啦。

——优米

月经终于来了!

应对初潮

你坐在马桶上,突然在内裤上发现了红色或棕色的痕迹。哇!没错,你来月经了。可喜可贺!

接下来怎么办呢?

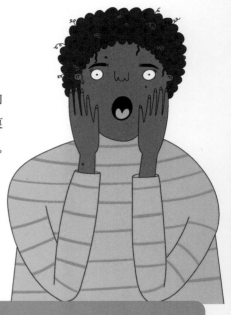

我坐在家里的马桶上,血就这么流了出来。**啊,这是什么!** 我惊慌失措地去找妈妈。我记得自己当时初一,**对月经一无所知**,朋友也都没有提过这件事。其实有几个朋友已经来了月经,但我们没怎么讨论过。在当时,月经这个话题还是太隐私了。

——欣橘,34 岁

找出卫生巾

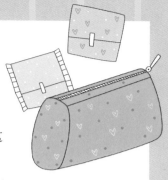

　　如果你运气好，不管在哪里，应该都能马上从包里拿出月经包。你只需要从月经包里拿出一片卫生巾，拆开包装，贴到内裤上，然后揣着这个秘密像往常一样过完这一天。

　　你可能会把这个秘密告诉朋友，这样你们就可以一起庆祝这个"血腥"又刺激的里程碑啦！

　　记得过几个小时换一次卫生巾。把用过的卫生巾撕下来，卷好后用卫生纸包住，放进垃圾桶或月经用品专用垃圾桶，再把没用过的卫生巾贴到内裤上。

　　如果你没带月经包，可以先在内裤上垫些卫生纸。如果你穿了紧一点的内裤，应该能撑一个小时，然后找朋友、老师或信任的大人借几片卫生巾。

　　我第一次来月经是在晚上上卫生间时，妈妈不在家，我完全不知道该怎么办。幸好姐姐给了我卫生巾，还教我怎么应对痛经、血渍和想吐等不舒服的情况。

——克洛伊，16 岁

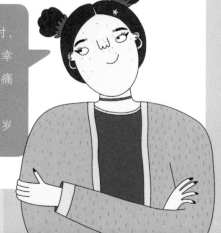

告诉家人！

就算有点尴尬，既然月经来了，你就应该勇敢地告诉妈妈、爸爸、姐姐或其他亲密的家人。这样他们以后才好帮你买卫生巾、棉条、月经杯或经期内裤等必需品。而且，来月经说明你在长大，你的身体正在发育、走向成熟！家人一定会为你感到高兴的！

微笑面对

拿起镜子重新认识一下自己——一个坦然回顾过去、正逐步迈向成年的青少年！

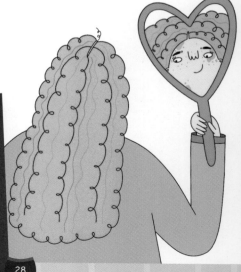

如果你发现第一次月经量少、时间短，那很正常。实际上，我刚开始几次的经血都不是红色的，更偏深棕色，像水一样。我曾经以为来月经时会像谋杀现场一样血淋淋的，结果其实更像动画片里沼泽的颜色。

——优米

我是初一来的月经，是在放学后上卫生间时发现的。当时我就给妈妈打了电话，她正在上班，听说我来了月经，很激动地说："天啊，太好了！"然后她大声告诉办公室的同事："我女儿来月经啦！"当时我非常尴尬！我真的不想昭告天下！

——奥黛丽，37 岁

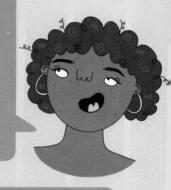

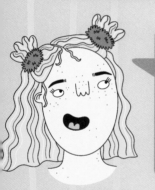

我记得自己第一次来月经的时候，直接去姐姐房间拿了棉条用，然后告诉妈妈"我来月经了"。姐姐知道了还很生气，因为我不打招呼就进了她的房间。

——妮可，40 岁

我是所有朋友里最晚来月经的，一直自以为准备好了。但第一次来月经时，我还是很吃惊、不知所措！我直接去找了妈妈，紧张地告诉她："我好像来月经了！"她知道后非常高兴，可我一点也开心不起来。

——克拉拉，15 岁

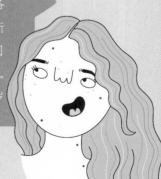

宣布好消息

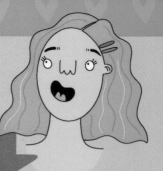

妈，你猜怎么了! 我数学考试没及格! 开玩笑的，其实是我来月经了。

妈，你能过来帮我看看吗?

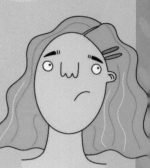

爸爸，我来月经了!

爸爸，我们最近要买卫生巾了。哦，对，以后要一直买下去了。

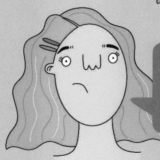

闺蜜们，我来月经了!

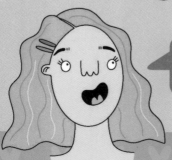

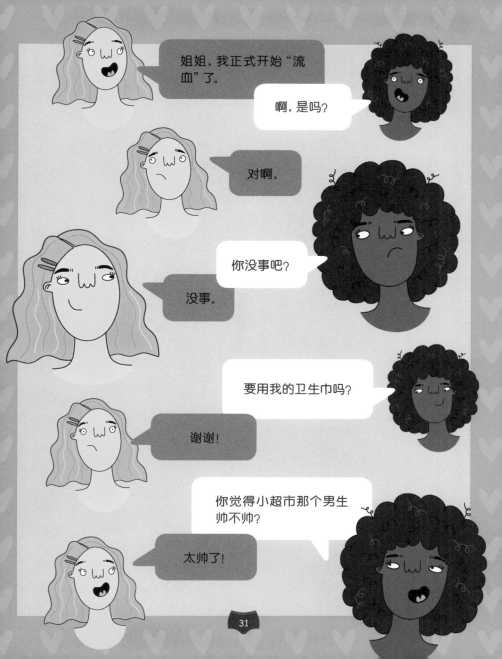

接受它吧！

办个月经派对庆祝一下！

初潮是一个了不起的里程碑，而且一生只有一次。抓住这个机会庆祝一下吧！

无论你是为自己，还是为朋友、姐妹办的月经派对，都可以参考以下方案：

约上朋友，一起做姜茶和迷你三明治，分享第一次来月经的经历，然后看看你们最喜欢的节目。

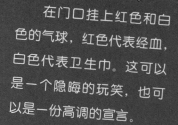

在门口挂上红色和白色的气球，红色代表经血，白色代表卫生巾。这可以是一个隐晦的玩笑，也可以是一份高调的宣言。

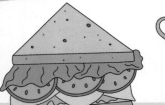

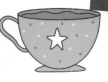

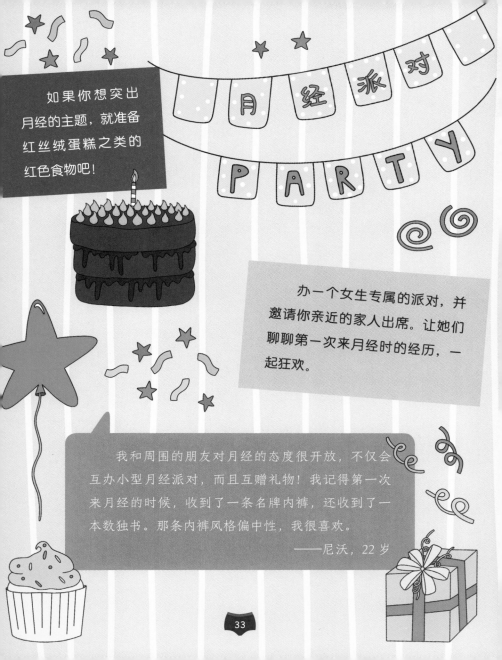

如果你想突出月经的主题，就准备红丝绒蛋糕之类的红色食物吧！

月 经 派 对

PARTY

办一个女生专属的派对，并邀请你亲近的家人出席。让她们聊聊第一次来月经时的经历，一起狂欢。

我和周围的朋友对月经的态度很开放，不仅会互办小型月经派对，而且互赠礼物！我记得第一次来月经的时候，收到了一条名牌内裤，还收到了一本数独书。那条内裤风格偏中性，我很喜欢。

——尼沃，22 岁

如果你不想庆祝，可以先读本好书，等你想庆祝了再说。

　　我来月经的时候，妈妈特别兴奋，好像说了"太棒了"之类的话，还拥抱了我。她给了我一片卫生巾，教我怎么用。我感觉这是我和妈妈两个人的小派对。她让我知道了月经积极、迷人和重要的意义。

　　月经是女性人生中非常重要的里程碑。我想延续妈妈对待月经的态度，把这种庆祝方式传承下去。庆祝月经的方式多种多样，只要组织得当，都会非常鼓舞人心。

——萨曼莎，30 岁

我是 13 岁来的月经。当时我把脏内裤拿给妈妈看，告诉她来月经了。我们遵循日本的习俗，像庆祝生日那样煮了红豆饭。

——逸子，55 岁

如果你愿意，可以举办一个不限性别的派对，庆祝第一次月经到来。朋友们可以送你卫生巾、棉条、经期内裤或月经杯当礼物，还可以一起唱生日快乐歌！

第一次来月经时，妈妈高兴地和干妈一起带我出去吃了晚饭。那顿饭吃了很久，她们一直在聊当年来月经的经历，比我的情况糟糕多了！不过我那时觉得聊这些真的很尴尬！

——玛丽莎，33 岁

我不知道怎么跟家长聊月经

第一次和人聊月经的事，你可能会很紧张。如果你觉得害羞或尴尬，就更紧张了。但这些情绪都很正常，毕竟你又没来过月经！如果你试着和家长或其他亲戚提起月经，他们却好像不想聊这个话题，那该怎么办呢？

"他们不想聊这个话题"可能是因为：

★ 他们不想让你长大。

★ 他们真的不知道说什么。

★ 他们总在忙工作。

★ 他们总在打电话。

★ 他们觉得聊月经很尴尬。

★ 他们觉得你还没到来月经的时候。

★ 他们有自己的事要忙，没空管你。

★ 你们之间有代沟。

不管他们为什么不和你聊这个话题，都不是你的错。写这本书的过程中，我们采访了很多人，她们小时候都很少和家长聊这个话题，但都熬了过来。

你现在读着这本书，就是一个好兆头。这说明送这本书给你的人很关心你，或者你很关心自己，而且你很聪明，懂得自己查资料、想办法解决问题。

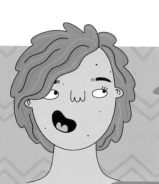

爸爸，我要和你聊一下月经的事。我知道你会觉得尴尬，但我们必须聊一下。

妈妈，我快来月经了，我们能尽快找时间聊聊吗？

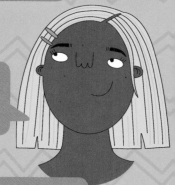

听我说，妈妈，我们需要聊聊月经的事。

你想和家长聊月经的问题，可以试试这些办法：

你可以写个小纸条、发邮件或发信息。

你至少得找到**一个**能和你聊月经的人。如果你很难和家长聊这个话题，试着问问其他跟你很亲近的人，比如姨妈、姑姑、姐妹、信任的朋友，以及学校的老师。学校应该有能和你聊这些尴尬话题的工作人员，试试和辅导员、心理咨询专家、班主任、女体育老师或一直帮助你的老师聊聊吧。他们可能接受过**专门训练**，知道怎么和你聊这些话题！

校外还有医生和护士可以咨询！

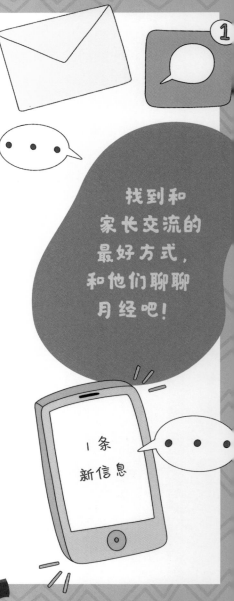

找到和家长交流的最好方式，和他们聊聊月经吧！

1 条新信息

或许你有比较熟悉的医生，或许你经常去某家医院。他们很了解青春期的变化，你完全可以找他们聊聊。第 17 页的"去医院"一节有详细介绍。

如果这些都不管用，第 158 页有一些热线电话。不管你住在哪里，都可以打电话咨询。

让我来帮你!

小时候，在我的朋友圈里，不是所有女生都能自然地说起她们来月经了，或者她们痛经。16 岁以后，我们才能比较放松地聊月经这个话题。但我们只会说谁来月经了，从不讨论月经的细节，也不会分享彼此的经历。

——艾米莉亚，33 岁

初潮以后怎么办?

轻松应对、照常生活就好。没有人会用特殊的眼光看你。如果你没有告诉别人，也没有举办月经派对，别人根本不会发现你来了月经。

你需要确保每个月卫生间柜子里都有足够的月经用品。不用担心刚开始月经不规律，一般一年以后，月经周期才会稳定。

我等了4个月才来第二次月经。我都开始怀疑第一次月经是一场梦。差不多8个月后，月经周期才变规律。

——梅丽莎医生

很多女生来了第一次月经以后，隔好几个月才来第二次。我刚来月经的时候，有时候一个月来一次，有时候几个月才来一次，但后来就基本规律了。

——优米

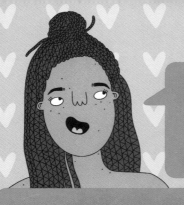

我告诉姐姐的时候，她们都为我欢呼："你现在和我们一样是女人了！"

——纳丁，35 岁

也许因为第一次来月经的时候身边的人都很激动，我误以为第二天起床就会变成一个成熟的女人，结果并没有！

——玛丽哈兹卡，36 岁

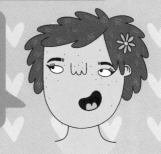

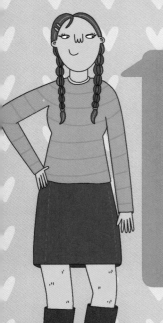

在我们印度尼西亚的传统文化里，女生来了月经，基本就成为真正的女人了。因为女生来了月经以后就可以孕育生命，所以月经在印度尼西亚文化里代表强大的力量。印度尼西亚有很多与月经相关的习俗，例如月经期间不能去寺庙或其他神圣的地方，因为印度尼西亚人认为，血的力量属于大地；而寺庙等神圣的地方，它们的力量属于上天，两者不能相融（很夸张吧，我也觉得）。

——阿曼达，30 岁

处理经血

卫生巾、棉条和其他月经用品

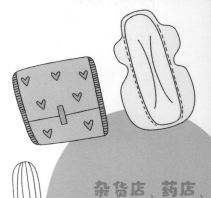

很多产品都可以帮你轻松应对月经，这些产品统称为**月经用品**或**卫生用品**。以下是最常见的月经用品和使用方法。

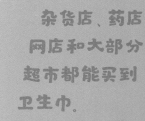

杂货店、药店、网店和大部分超市都能买到卫生巾。

卫生巾

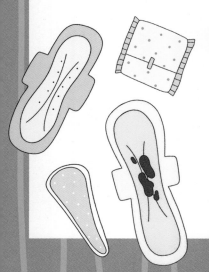

卫生巾的使用方法很简单。如果你刚来月经，卫生巾是最容易上手的月经用品！卫生巾背面有胶条，可以粘在内裤上，吸收从阴道里流出的经血。

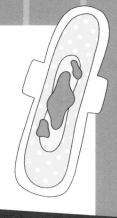

使用卫生巾时，你需要拆开包装，把有黏性的一面贴到内裤中间，也就是阴道口对着的位置。贴好后穿上内裤，看看感觉怎么样。

如果经血很多或者你太久不换卫生巾，经血偶尔会漏出来。经血一般更可能漏在后面，所以要记得把卫生巾贴在靠后一点的位置。

卫生巾有不同的长度和厚度，你需要多试几种大小、形状和品牌的卫生巾，找到适合自己的。护垫和卫生巾差不多，一般用在只有分泌物或经血比较少的时候，也可以用来"以防万一"。

> 我朋友莉拉就喜欢用卫生巾，因为用卫生巾可以看到经血，能更好地了解自己的身体。
>
> ——优米

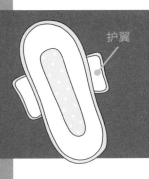

护翼

很多卫生巾长着"翅膀"，可以贴在内裤底下，防止走路时卫生巾移位而弄脏内裤。你可以根据自己的情况，选择用带护翼还是不带护翼的卫生巾。

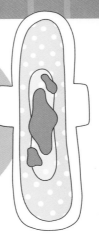
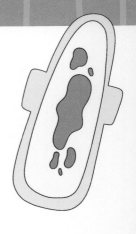

上卫生间时，你能看到卫生巾的吸收情况，决定需不需要换卫生巾。

　　如果卫生巾上只有几点或几条血渍，不换也可以。但如果卫生巾已经吸收了大量经血，就该换片新的了。

　　如果你身有残疾、行动不便，卫生巾应该是最方便的月经用品。

　　第 117 页还介绍了可以重复使用的卫生巾。

　　　　我第一次来月经的时候非常小心，一两个小时就会换一次卫生巾。家里还有其他女性，卫生巾本来是我们一起用的，但我换得太频繁，一个人就用完了一大盒！后来我才知道，一般一盒卫生巾是一个周期的量。

　　　　　　　　　　　　　　　　——霍林，23 岁

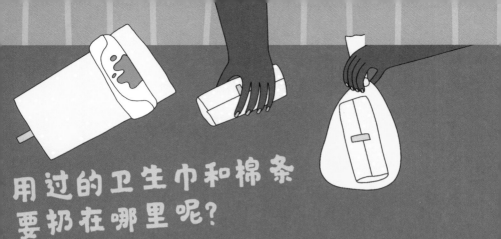

用过的卫生巾和棉条
要扔在哪里呢？

卫生巾和棉条可能会堵住下水道，所以不能直接冲走。用卫生纸把它们包起来，连同包装一起扔到最近的垃圾桶里。

大多数女卫生间都有垃圾桶。如果没有垃圾桶，就用卫生纸包好用过的卫生巾或棉条，放进书包或口袋，等看见垃圾桶再扔。

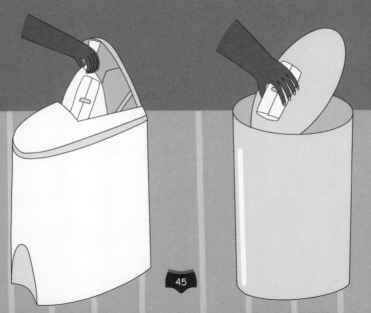

卫生棉条会在阴道里吸收经血，需要你把它放进去，等吸满经血再取出来。一次只能放一根棉条，且不要超过 8 小时。

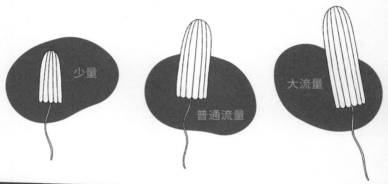

少量

普通流量

大流量

把棉条放进阴道

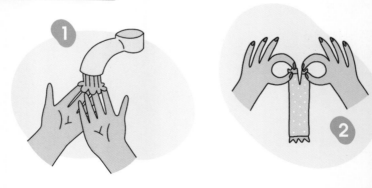

首先，把手仔细洗干净，拆开外包装。棉条一端缠着一根绳子，放入棉条前要先把它轻轻拉开。

把棉条向上推进阴道，让绳子留在外面。取出棉条时拉绳即可。如果操作正确，放棉条的时候不会痛，放进去以后也不会有异物感。

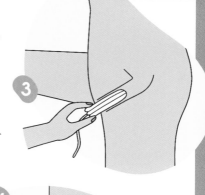

有一种带导管的棉条，用起来可能更方便。这种棉条不需要用手指放进去。把导管放进阴道，用导管把棉条推进去，再把导管取出来扔掉即可。

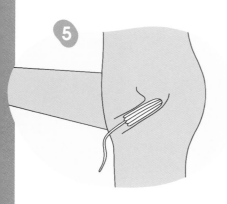

不管你用的是哪种棉条，内裤都不会再凸起一片，所以棉条很适合跳芭蕾、练体操的时候用。用了棉条，游泳也不会水漫"经"山了。

取出棉条

差不多 3 ~ 6 小时以后，仔细把手洗干净，轻拉绳子取出棉条。如果绳子不在外面，多找一会儿，一般就会找到。如果实在无法自行取出，应尽快去医院。

记得要向前拉绳子。如果你垂直往下拉绳子，棉条可能会碰到阴道后壁，感觉就像被卡住了。

你使用棉条的时间越长，就越清楚什么时候该换。可以轻轻扯一下绳子试试，如果棉条吸满经血，应该很容易拉出来。如果棉条还有一点干，拉绳子的时候就可能感觉有点卡。这种情况下，棉条还是可以拉出来的，不过你也可以再等一段时间。

经血越多，棉条就该换得越勤。棉条有不同吸收量，经血少就用少量型，经血多就用大流量型。但要注意大流量型棉条的尺寸也会更大。

小贴士

可以在经期过后或经血比较少的时候练习使用棉条。

小贴士

最好从小号棉条开始尝试。可以借助专用润滑剂把棉条放进阴道。

观察棉条吸收的血量是件有意思的事。棉条有时会吸满经血，变成深红色，有时又基本是白色。

经血比较多的时候，我会同时用棉条和卫生巾。尤其是在每次月经开始的那两天。

——优米

遇到麻烦了？

垂直放入棉条会碰到阴道前壁，无法往前推。向脊柱的方向斜着推，更容易放入棉条。

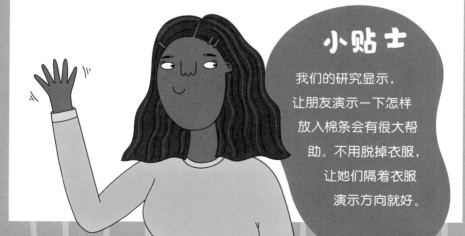

小贴士

我们的研究显示，让朋友演示一下怎样放入棉条会有很大帮助。不用脱掉衣服，让她们隔着衣服演示方向就好。

能把棉条放多深就放多深（棉条通不过宫颈，所以不会消失的），一般是两个指节或一根手指的深度。

把棉条顺利放到阴道深处、抵着宫颈口的位置后，无论走路、跑步、坐下或躺下，你应该都不会有什么感觉。你还可能忘记自己在用棉条！棉条吸满经血以后，会感觉有点沉重，也可能会有经血漏出来。

每次把棉条放进阴道时，都要记得松开绳子，把它留在外面。如果绳子没有垂下来，多摸索几次，你就能找到。如果实在无法自行取出，应尽快就医。

用棉条就像骑自行车一样需要练习，一旦学会就会变得非常简单，而且永远不会忘！但即便如此，头几次用棉条的经历还是让人很难忘。我还记得刚开始用棉条时遇到过很多困难：

"怎么放不进去？！"　　　"救命啊，绳子去哪儿了？？"
"啊！痛！"　　　"太扯了吧，棉条怎么这么难用！"
"讨厌，卡住了！"

不过我坚持练习，很快就掌握了窍门。

——梅丽莎医生

了解阴道

把棉条放进阴道好像很难受、很奇怪，这或许是因为你不熟悉阴道内部。这里有一个简单的解决办法：把手洗干净，放一根手指到阴道里，看看可以放进去多少（**你的身体属于你自己，你完全有权利这么做**）。

阴道先向上又向脊柱的方向延伸。如果你想了解更多关于阴道的知识，请翻到第 120 页。

经期内裤

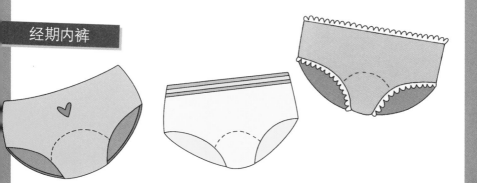

经期内裤的裆部（正对阴道的位置）加了一层衬布。经期内裤有不同的尺寸、吸收力和款式。它的优势在于可以重复使用。你只需要搓洗后晾干，就可以接着穿了。

如果你刚来月经时量比较少，不想用一次性月经用品，经期内裤是个非常棒的选择。

每个人的经血量各异，但通常从经期第三天开始，经血会变少。如果头两天经血很多，你还需要使用卫生巾等月经用品。

如果你还不太确定自己的月经量，又是第一次穿经期内裤，可以考虑贴上卫生巾、用棉条或者多穿一条内裤，作为双重保护！

网购经期内裤非常方便，常见的超市和商场里也有，且价格多样，可以根据自己的需求选择。

经期内裤小贴士

1. **换下经期内裤以后，马上用冷水冲洗。**脱下后马上在洗手池用冷水冲洗。不要把穿过的经期内裤丢在房间里不管，以致经血晾干、结块，可就难洗了！

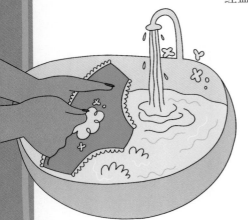

2. **用冷水清洗。**热水会使血液凝固，所以要用冷水清洗。

3. **晾干。**经期内裤比普通内裤干得慢，所以如果你打算把经期内裤当作主要的月经用品，至少要准备 4 ~ 6 条，并且定期清洗。

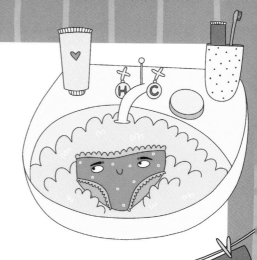

4. 经期内裤酷爱阳光。最好晒干，而不要烘干。如果不能在室外晾晒，也可以在室内晾干。给它们充足的时间，晾干以后再收起来或继续穿。

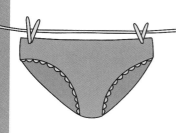

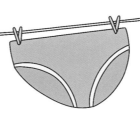

经期内裤的其他用途

经期内裤在出汗多或漏尿（生过宝宝的女性有时会有这种情况）人群中相当受欢迎。经期内裤的吸收力很不错！

月经杯是由硅胶制成的小杯子，需要先对折两次再推入阴道，一般用两根手指就可以。月经杯在放进阴道以后，就会恢复成原来杯子的形状，接住从子宫里流出的经血。

月经杯洗干净以后就能接着用，非常便于重复使用，是相当实惠而且环保的月经用品，目前以网购为主。

月经杯一次最长可以用 12 小时，如果你上学、长途旅行时忘带卫生巾，月经杯简直是魔法道具！如果你预算有限，月经杯更是一个非常好的选择。虽然月经杯单价很高，但是买一个就可以用 10 年。

使用月经杯和棉条一样需要练习，在经期过后练习比较保险。

月经杯杯底有个像红酒杯一样的杯柄。很多人错以为拉杯柄就可以把月经杯取出来。请注意，以下是月经杯的正确使用方法！

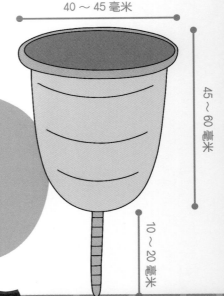

40 ～ 45 毫米

45 ～ 60 毫米

10 ～ 20 毫米

把月经杯放进阴道

把月经杯放进阴道的最好方法是把
月经杯打湿，然后用干燥的手放进阴
道。湿润的杯体更容易进入阴道，而干
燥的手更容易握住月经杯。

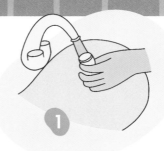

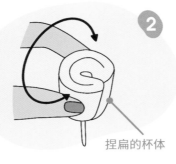

捏扁的杯体

用手指捏扁杯体，然后对
折。这样月经杯就只比棉条大
一点点了。

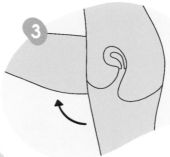

像这样捏着月经杯放进
阴道。

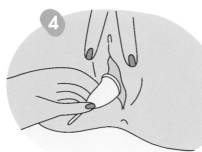

记住，不能把月经
杯放得像棉条那么深！

55

月经杯的底部应该处在距离阴道口大概 1 厘米的位置，把月经杯放得太高会不舒服。不要把月经杯垂直放进去，放入时应该和脊柱呈 45 度角。

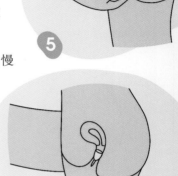

把月经杯放进阴道以后，等它慢慢恢复原状。很多人说她们能感受到杯口"嘭"一下张开，如果发生了这种情况，可以用手指轻轻调整。

月经杯应该完全张开而且很平滑，在阴道里形成有吸力的密闭空间。用手指摸摸月经杯，确保没有折起来的地方。如果你把月经杯放在了对的位置，走路、坐下、进行其他活动都不会不舒服或者有异物感。如果你想了解更多关于阴道的知识，请翻到第 120 页。

小贴士

如果你把月经杯放在了对的位置，但还是有一截杯柄留在阴道外面，那就是杯柄太长了。下次取出月经杯的时候，可以用剪刀把杯柄剪短一点（但是不要一下剪太多！如果不够还可以再剪）。月经杯本来就是这么设计的，剪短杯柄没什么稀奇。

取出月经杯

取出月经杯以前，要确保双手清洁、干燥。经血可能会溅出一点，所以最好在马桶上或是在洗澡的时候取出月经杯。

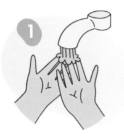
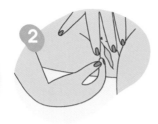
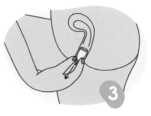

首先借助杯柄找到月经杯的顶部，轻轻挤压杯体边缘让空气进入，打破之前形成的密闭空间，然后拉出月经杯。小心经血可能会溅出来。

取出的月经杯可能会装满经血。先用冷水冲走经血，再用温热的肥皂水仔细清洗月经杯，最后再用冷水冲一遍。

这样你的月经杯就又可以用啦！

月经杯折叠以后还是比棉条大。因此，如果你觉得棉条很大、让你害怕，就暂时不要考虑使用月经杯啦。

很多人跟我说"月经杯改变了我的人生！""我怎么没早点开始用月经杯！"之类的话。我也很喜欢用月经杯。我喜欢在洗澡时取出月经杯，看看自己身体里流出来的血。月经杯为我揭开了月经的神秘面纱，让我对月经的了解更全面了。

——优米

记录月经周期

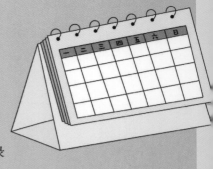

虽然月经周期真正规律起来可能需要好几个月，甚至好几年，但如果你想多了解自己的身体，记录月经时间会是一个很有用的办法。

用日记本或家里的日历就可以轻松记录月经周期。你可以用红笔在日历上圈出经期第一天。如果你的日记本有年历页，也可以在上面记录月经周期。

你坚持记录月经周期的时间越长，就越容易预测下次月经什么时候来。两次月经第一天之间的时间记作一个周期，女性平均月经周期是 28 天。但月经周期因人而异，少女的月经周期可能长达 45 天。如果你想了解更多关于月经周期的知识，请翻到第 146 页。

你还可以记下月经的天数、经期的心情变化、不适或疼痛等情况。通过了解心烦的日子处在月经周期的哪个阶段，你就能预测月经的时间。如果你想了解更多关于经前期综合征的知识，请

来月经时，我的头发会变得很油，有时连续 4 天都会对我爸发火。

——麦克斯，13 岁

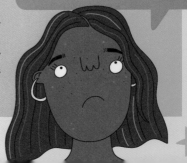

58

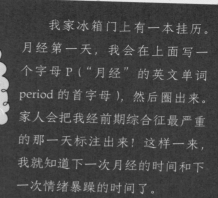

月经前两三天，我下巴上会冒痘痘。
——艾米，13岁

我家冰箱门上有一本挂历。月经第一天，我会在上面写一个字母P（"月经"的英文单词period的首字母），然后圈出来。家人会把我经前期综合征最严重的那一天标注出来！这样一来，我就知道下一次月经的时间和下一次情绪暴躁的时间了。
——优米

翻到第92页。

如果你想做更详细的记录，还可以记录经期特别想吃的东西、睡眠和精力情况。你可能会发现这段时间自己的表现很特殊，但也可能一切如常。这些都因人而异。

如果你有手机，可以下载免费的应用程序来记录月经周期的相关变化。

我第一次来月经时差不多14岁，当时月经完全不规律。最初6周时，一周来一周不来。然后是隔两周来一周，接着是隔3周来一周、隔4周来一周、隔5周来一周，而且完全没有变规律的迹象。现在我差不多两次月经之间会隔一周，经血非常少，而且说来就来，根本没有什么周期！
——克拉拉，15岁

很多人都害怕初潮。我在杂志上的医生问答栏目回答过很多关于月经的问题，不断意识到大家对于第一次来月经非常害怕。不过，也有人对这个即将发生的"经"喜怀着强烈的好奇心。下面，我们选出了一些常被提到的问题，也列出了一些有助于我们了解人体奇妙变化的趣味知识。

——梅丽莎医生

医生问答栏目

白带！

"有一天晚上上卫生间的时候，我发现内裤上有一些白色、透明、黏糊糊的东西。这是什么呀？内裤上出现这种东西，就说明我要来月经了吗？"

白带是很正常的。随着身体发育，宫颈（子宫口）会分泌一些液体，阴道也因此变得更加湿润。这个过程中产生的液体会流到你的内裤上，有的孩子把这些液体称为"蜗牛的痕迹"。白带或者说阴道分泌物一般是透明或白色的，有时干了会变黄。

一般会在青春期早期开始出现这种"黏糊糊"的东西。有白带表明你的身体开始为月经和生育做准备了。如果白带让你很困扰，可以在内裤上贴护垫。

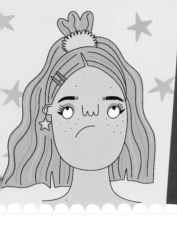

大家都不想讨论白带，这也太奇怪了！为什么啊！学校里的性教育课都不怎么讨论白带，而且很多人干脆假装白带不存在！原因之一可能是白带有某种性意味，它可能会在你有一些浪漫的想法时变多，也可能无缘无故流出来！

——优米

有白带说明你的身体一切正常，白带有轻微的味道也完全没问题。但如果白带量激增、味道很重，伴随瘙痒等异常情况出现，记得看妇科医生或咨询年长的女性。

医生问答专栏收到过非常多关于白带的问题，很多人都觉得白带是第一次月经的前兆。看来白带确实会让很多人大惊失色。就好像大家脑海中只有一个声音："你的胸变大了、长了阴毛、来了月经。但记住，千万不能提白带！"

——梅丽莎医生

我的身体发生了变化，
是不是快来月经了？

"我 13 岁了还没来月经。来月经以前有什么征兆？"

医生会参考一些征兆来预测你第一次月经的时间。月经最早的征兆是胸部发育，紧接着是长出阴毛。虽然因人而异，但是女性一般会在胸部开始发育两年后迎来初潮。

第一次来月经前的几个月，你可能会注意到阴道里流出了一些透明液体，也就是"白带"。几个月或差不多一年以后，等白带规律起来，第一次月经应该也就快了。

排便

经期排便变多的现象很常见！经期头几天，你的身体会产生一种叫前列腺素的激素。前列腺素会引起子宫收缩等症状，以便经血排出。

这种激素还可能刺激肠道，所以有些女性经期头几天大便的次数会变多。

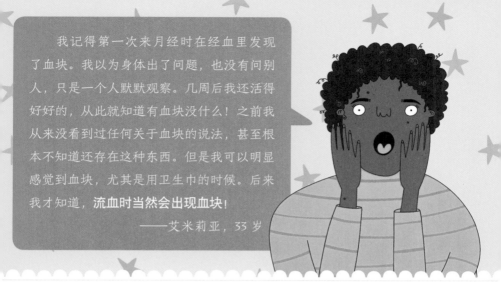

我记得第一次来月经时在经血里发现了血块。我以为身体出了问题，也没有问别人，只是一个人默默观察。几周后我还活得好好的，从此就知道有血块没什么！之前我从来没看到过任何关于血块的说法，甚至根本不知道还存在这种东西。但是我可以明显感觉到血块，尤其是用卫生巾的时候。后来我才知道，**流血时当然会出现血块**！

——艾米莉亚，33 岁

血块也是月经吗？

"经期时我有时会感觉到大量血液喷涌而出，但会发现不过是一个小血块。这到底是怎么回事？"

经血有时是一种暗红黏稠的液体，有时是一点棕色的内膜细胞组织，有时又是血块。这些情况只不过是因为子宫在清除内部多余的东西。

小百科：经期时脱落的子宫内膜是一种混合物，包括血液、宫颈和阴道的分泌物，以及子宫内膜上的特殊细胞。正因如此，经血和我们切到手指时流的血看起来不一样。

月经大挑战！

轻松应对月经需要多加练习！以下是一些经期常见问题及应对方法。

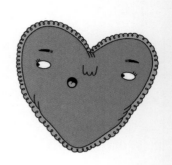

直面最糟糕的情况

一旦你知道平时怎么应对最糟糕的情况，就可以放轻松了！因为就算是最糟糕的情况，也没坏到哪里去。你不会死，你在意的人也不会受到伤害。最糟糕的情况发生时或许有些尴尬，但你可以挺过去，事后还可能觉得很有意思。

经血漏了

来月经时最糟糕的情况莫过于经血漏到裤子上或床单上。别人可能会注意到，也可能不会，你可能会觉得很羞耻。但换一片卫生巾或在腰上围一件衣服，你

> 我就经历过这种尴尬的情况。我那时 15 岁，过后竟然觉得有点好笑。
>
> ——梅丽莎医生

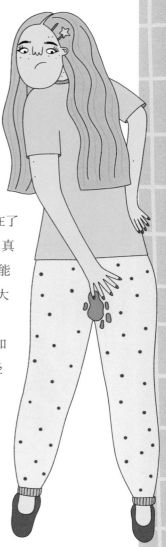

就可以继续照常生活了。

如果你实在运气不好，还可能发现经血漏在了汽车坐垫、公交车座位、轮椅或沙发上。如果真发生了这种情况，尽量把经血擦干净吧。你可能会有一小段时间感觉非常糟糕，但其实没什么大不了的。

如果你发现经血漏出来了，先保持冷静。如果能马上去卫生间，去处理一下就好。如果经血漏在了深色衣服或像牛仔裤这样比较厚的衣服上，一般也看不出来，你可以回家再处理。如果经血的污渍只有很小一片，试着用冷水擦洗掉。

如果附近没有卫生间，或者你穿的衣服颜色很浅，最保险的做法是找点东西围住屁股，针织衫、包、围巾和其他备用衣服都可以，也可以找人求助。遇到这种问题时，我们能爆发出无限的创造力！

　　妈妈原来教我怎样把用过的卫生巾卷起来扔掉。记得有一次，我问她碰我用过的卫生巾会不会恶心，她说："这很正常！用过的卫生巾不脏，也没什么恶心的。"她把卫生巾卷得整整齐齐并告诉我："卷好了，可以扔进垃圾桶了。"

——玛丽哈兹卡，36岁

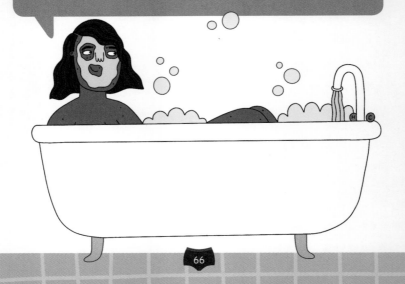

经血的味道

卫生巾紧贴着身体，会被身体焐热，所以你上卫生间时，脱掉内裤可能就会闻到一股味道。但其他时候不用担心别人会闻到。卫生巾包在内裤里的时候，经血味道不会很重，而且因为你离它最近，才容易闻到。

如果你哪天忘了洗澡，别人可能会闻到一点经血的味道，回家洗个澡就好了，没什么大不了的。

如果你想去掉这种味道，每天换内裤、洗澡就可以了。

我闻到过自己经血的味道，但从没闻到过其他女生经血的味道。

——嗅觉灵敏的优米

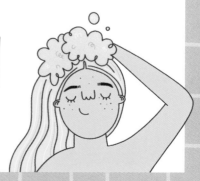

羞耻感

　　来月经没什么好羞耻的，随身携带卫生巾、棉条或月经包也不用觉得羞耻。就算卫生巾或棉条从包里掉了出来，也不用感到羞耻，你可以捡起来放回包里，也可以扔进垃圾桶。

　　唯一的"后果"不过是别人知道你有时候会来月经。那又怎么样？全世界一半的人都会来月经。

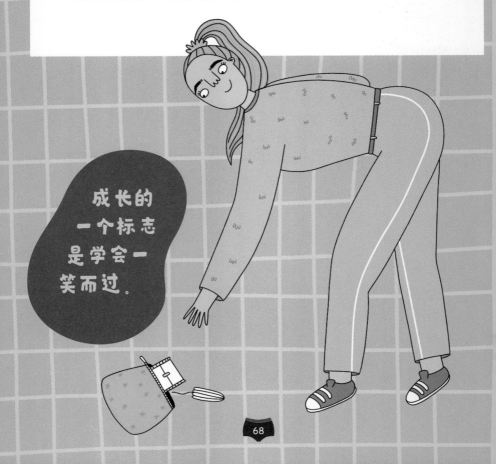

成长的一个标志是学会一笑而过。

棉条卡住了

棉条卡在阴道里取不出来了怎么办？

首先，别紧张。别人也经历过这种事，你并不孤单。

棉条**不会**在你阴道里**消失不见**，它只是暂时取不出来。所以无论你用什么办法，棉条最后总会出来的。

棉条卡住的时候，最好的解决办法是把手洗干净，用一根或两根手指试着把它拉出来。去浴室或者卫生间这些安全又不会有人打扰的地方，不要着急，慢慢来。记住，为了你的安全，不要借助其他工具。

如果你竭尽全力还是没把棉条取出来，就得去医院了，医护人员可以帮你把棉条取出来。这样的确很尴尬，但不用担心，医护人员见过数不清的屁股和阴道，完全不会大惊小怪。如果你想让女性医护人员帮你取出棉条，可以直接提出要求（如果你想了解更多棉条卡住的解决办法，第 126 页的"我的身体是不是出了什么问题？"一节有详细说明）。

小百科

最坏的结果已经有人经历了，并且她们都挺了过来。你也可以的！

月经大挑战！

经期上学

你总有在学校里来月经的时候。好消息是：**你完全可以轻松应对这个挑战！**但坏消息是：应对这种情况需要花些精力。

要记住：

⭐ **提前做好准备。**书包里要随时装着月经包！如果你想知道月经包里要放什么，请翻到第 20 页。

⭐ **预测月经时间。**如果你知道月经快来了，额外准备一些卫生巾或棉条。如果你想知道怎么记录月经周期，第 58 页有详细说明。

⭐ **注意检查卫生巾或棉条的吸收情况。**和朋友出去玩以前，利用休息时间去卫生间检查一下，就不用担心经血漏出来了。相信我，这么做很有必要！

不管你选择告诉朋友还是自己保守秘密，要轻松应对月经，还需要记住以下几点：

随身携带月经用品

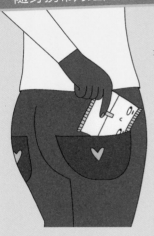

以防万一，额外准备一些卫生巾或棉条。如果你的书包有侧袋，可以把月经用品放进去，或者每天给月经包补货。

如果你穿着有口袋的衣服，出门前可以在口袋里放两三片卫生巾或两三根棉条，这样一天的用量就准备好啦。如果学校有储物柜，也可以提前在里面放上一整包卫生巾或棉条。

课间、午休、运动前记得更换卫生巾或棉条。如果你到家要花很长时间，放学后也要记得更换。

以后你会需要我的!

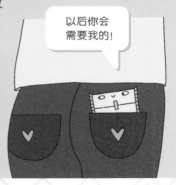

熟悉卫生间

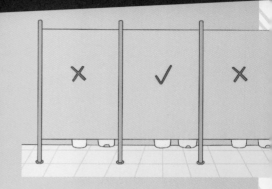

　　了解学校卫生间里哪些隔间有垃圾桶，并偶尔特意造访这些隔间。哪怕你还没来月经，这么做也很有必要。

　　如果你还在上小学，可能会发现所有隔间都没有垃圾桶。卫生间里有公用垃圾桶，但如果隔间没有单独的垃圾桶，你就得把用过的卫生巾卷好或是用纸巾把用过的棉条包好，再拿出去扔到公用垃圾桶。

　　这没什么大不了的，但也不是什么好事。你有权在隔间里使用单独的垃圾桶，保护个人隐私。建议你请家长向学校反映，要求隔间有单独的垃圾桶。你也可以直接向一位有权力让学校做出改变的老师解释这种情况，请求帮忙。

上课时大方说出你的需求

虽然老师通常都希望你能在午休或课间解决这个问题，但有时你可能就是需要在上课时换卫生巾或棉条！礼貌征求老师的许可就好。如果老师拒绝了你，你完全可以直接说："我来月经了。如果现在不去卫生间，血就会漏得到处都是。"

在学校里痛经了

觉得恶心时，可以吃一点扑热息痛或布洛芬（如果你想了解更多关于经期止痛的知识，请翻到第 96 页）。还可以带一些能让你舒服的食物到学校。例如，姜能缓解恶心和胀气；芹菜可以让你充满活力，不再头昏脑涨；吃一点黑巧克力也能让你轻松很多。

如果你觉得特别难受，可以去医务室躺着。但是除非痛经很厉害或经血很多，尽量不要请病假回家或者不去上学。缺课不太好，因为你只有不断学习新的知识，才能成为更好的自己。

月经大挑战！

运动

月经期间完全可以正常运动。如果运动前要先换运动服，那正是一个换卫生巾或棉条的好时机，可以帮你免去后顾之忧。如果你需要不断跑动，用完全不会有异物感的棉条再好不过了。

选择运动短裤要以安心为标准。深色短裤和紧身运动裤都不错。有些女生为了保险起见，喜欢在运动服里加一条短裤、紧身裤，或多穿一条内裤。

经期运动会有好心情，而且运动也是缓解痛经的好方法！运动后，人体会分泌天然的内啡肽，这种化学物质会让我们心情愉悦，在经前期综合征发作的几天里也有助于改善心情。

不过要记住，跑动多了容易出汗，而把出汗错当成经血漏出的情况很常见。如果你才换过卫生巾，经血基本不可能漏出来。但如果你想确认一下，也可以中途去卫生间。

如果你
和体育老师关
系不错，或许可
以在上课前和他说："老师，
我来月经了，上课的时候想去一下
卫生间，可以吗？"一般老师都喜欢这种交
流方式，这会让他们感觉受到了尊重，激发
出他们的善意。

　　如果你不舒服或者身体酸痛，也可
以告诉老师你需要坐着休息。

　　有人说月经就像一个巨大的红色按钮，
按一下，老师就不会再逼你运动了！

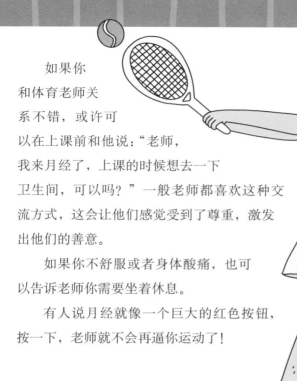

除非真的不能运动，否则我
们不该滥用老师的好意。

月经大挑战！

游泳

　　如果你在经期用了棉条或月经杯，就不用担心游泳时经血会漏出来，但要记得下水前或者换游泳衣时换上新的棉条或月经杯。如果你想了解棉条和月经杯的用法，请分别翻到第 46 页和 55 页。普通卫生巾会吸收游泳池里的水，这样就吸不了经血了，所以卫生巾不适合在游泳时用。而且，卫生巾背后的胶条遇水后会失去黏性。

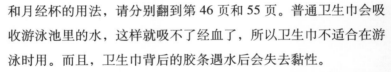

　　如果你用不了棉条，可以考虑穿带特殊吸收垫的经期泳裤。经期泳裤和经期内裤差不多，但经期泳裤不算特别常见，需要上网订购。

　　上学时，学校组织露营，我在泳衣里垫了一片卫生巾就去游泳了！我不知道这样不行！幸好没人发现，不然这事应该过不去了，我会变成"那个来月经还游泳的家伙"。我那时就在想，"怎么感觉怪怪的"，卫生巾吸满了水，变得很重，就像内裤里装满了泥巴！**完全不是什么美好的经历。**

——格蕾西，37 岁

我真的不能游泳怎么办

如果你不想用棉条，没有人可以逼你。我们听说过有老师坚持要求学生用棉条正常上游泳课。坦白说，老师不该这么做。如果你需要后盾，可以让家长或监护人出面。

如果你担心老师会继续施压，可以让家长或监护人写个请假条帮你解释。这里为你准备了一个模板：

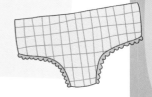

尊敬的老师：

　　请允许<u>你的名字</u>同学今明两天不上游泳课。她来月经了，希望可以不下水。

　　感谢您的理解。

<u>家长名字</u>

然而，不是谁都能让家长出面协调的。

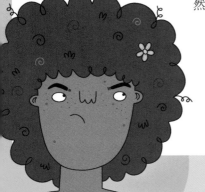

　　我爸爸妈妈工作都很忙，所以让他们写请假条很麻烦。我几乎靠自己解决了学校里的很多事。

　　——优米

如果你像优米一样，不能让家长帮忙处理学校里的事，就只能自己来了。下面是一些可以用来解释你为什么不能游泳的说法。有些是实话，有些经过了加工。做人要诚实，但只有你最清楚该怎么解决面对的困难。

我现在游泳的时候，一般都会用棉条。但在学会用棉条以前，我都不在经期游泳。

——阿努克，15 岁

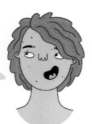

我来月经了，今天不能游泳。

我今天不能游泳，因为我不想游。

妈妈说我上个星期感冒了，不让我游泳。

医生说我流感还没好，这周不能游泳。

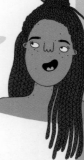

请不要让我下水游泳，我不太想说是因为月经来了。

我很想游泳，但我肚子疼。

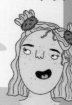

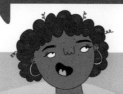

建议你提前有礼貌地和老师解释原因。如果游泳课或体育课在下午，你应该早上就向老师说明情况。老师们喜欢提前说明，而且会觉得你不是想逃避运动，也不是因为忘了带运动服或器材而找借口，更不是想偷懒。

建议你只在真正需要的时候打"月经牌"。如果你总拿月经当借口，等真正需要打"月经牌"的时候，可能就不管用了！

体育课不许请假！

如果学校对游泳课或体育课的出勤要求非常严格，需要医生开的证明才能请假，那么你可以：

⭐ **请医生开证明**。有效期一个月、一年都可以。

⭐ **让家长或监护人出面**质疑需要医生确认才能请假的规定。这一条实施起来相对困难。

⭐ **发声**。和同学、你喜欢的老师或校长商量修改校规。月经不应该需要医生证明。它是女性正常的生理现象，而不是疾病！

月经大挑战！

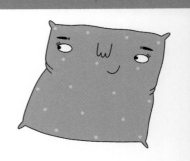

去朋友家留宿

如果你不想在经期去朋友家留宿，不去也可以。但没有必要因为月经错过和朋友们一起享受快乐时光！

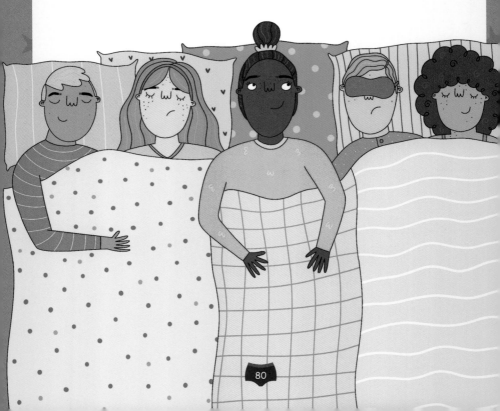

经期在朋友家留宿最简单的应对方案就是，直接告诉朋友你来月经了。这没什么大不了的，来月经很正常。这样你就不用偷偷摸摸带月经包去卫生间了。

不过要记住，在朋友家换好卫生巾或棉条后，要用卫生纸包好，并扔进垃圾桶（而不是马桶）。如果卫生间里没有垃圾桶，就扔到最近的垃圾桶里。

如果你不想告诉朋友自己来了月经，完全可以不说。但这样你就需要做好准备，毕竟在陌生的房子里摸黑找卫生间换卫生巾可不容易！

你可以在不开灯也能找到的地方放一些卫生巾，或在睡前放一些卫生巾到卫生间里。

经血弄脏了朋友家的床单

在朋友家留宿时弄脏床单或睡袋好像是"最最最糟糕的事"，但这种情况很常见，不是世界末日，也没有人会因为这件事而讨厌你。

如果真的发生了这种情况，告诉你的朋友或朋友的家长吧。大多数人都会理解的，他们换洗一下床单就好。

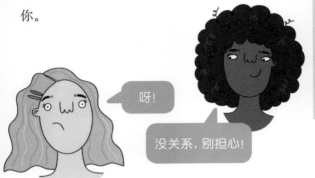

呀!

没关系,别担心!

预防措施

如果你的经血很多，或者担心经血侧漏，下面有一些额外的预防措施：

⭐ **夜用卫生巾**容量非常大，只有吸收了极多的经血才会漏。睡前把平时用的卫生巾换成夜用卫生巾就好啦。

⭐ **棉条、卫生巾双管齐下**，就足够应对正常的流量了。如果棉条吸满了，漏出的经血也只会漏到卫生巾上。很机智吧！睡前换上棉条，第二天早上你可能会发现单用棉条就足够了。

我以前在晚上经历过很多次经期意外。那时我还没听说过夜用卫生巾，有时半夜醒来会觉得所有东西都是湿的，因为卫生巾后面已经漏得非常夸张了！为了解决这个问题，我会在卫生巾上铺很多卫生纸，并在屁股下面再垫卫生纸来给卫生巾升级。

——奥黛丽，37 岁

⭐ 如果你不想用棉条，可以**多穿一条内裤**来固定卫生巾，也可以同时穿上经期内裤，增加一层额外的保护。

⭐ **穿厚实的深色运动裤当睡裤**，深色的睡裤也可以。这也是一种额外的保护。

⭐ 最后，**垫着毛巾睡觉**也可以，而且很常见。如果你想做最周全的准备，可以带一条毛巾去朋友家。

一次我在一个朋友家留宿时来了月经。男生们都在后院泳池里游泳，一直喊我："下来游泳啊，阿努克！快下来！"我都不敢说实话。后来我一整晚都在担心睡着了经血会漏出来，简直就是地狱般的折磨。最后我拿了卫生纸充当卫生巾，竟然顺利挺过去了。

——阿努克，15 岁

月经大挑战!

露营

　　来月经也可以去露营!

　　大家去露营前都要准备食物、水和衣服,而你还要提前准备月经用品。就算你觉得不会在远足或露营时来月经,最好还是顺手打包一些月经用品。不然,月经突然来了就麻烦了。

　　露营时还可能发生一些你平时不会考虑的状况:

1 很难找到能用来洗手、洗澡的自来水。

2 如果忘了带月经用品,很难找到商店补货。

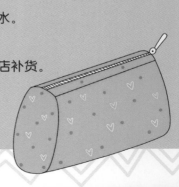

3 大家一般不会在露营时洗衣服，所以你需要确保带够了干净的衣服和内裤，不仅要保持个人卫生，还得应对经血漏出来的情况。

4 露营期间如果不能丢垃圾，你就需要把垃圾一直留在帐篷或书包里。

你可以准备一个**露营专用月经包**。只需要在平时用的月经包里加几样东西，包括：

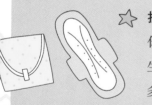

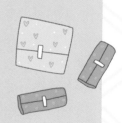

☆ **按天数准备的卫生巾和棉条。**如果你每次月经来 4 天，每天用 5 片卫生巾，就需要准备 20 片。别忘了多带几片备用。

☆ **备用内裤和泳衣。**可以用来应对经血侧漏的情况，而且有时换套干净衣服，你就会舒服一些。

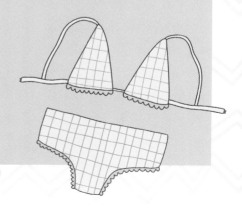

☆ **免洗洗手液或婴儿湿巾。**在没有清水和香皂的情况下，尤其是需要用手把棉条放进阴道、从阴道里取出来，或者是上卫生间的时候，即使你没有细菌恐惧症，这些能用来清洁双手的东西用处也很大。免洗洗手液记得要买旅行装。

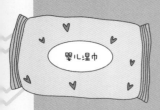

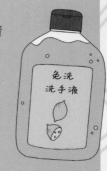

☆ **3个大塑料袋。**密封袋更好，因为密封袋连味道都漏不出去。第一个袋子用来装包括卫生巾在内的所有垃圾，可以贴个"垃圾"的标签，第二个袋子用来装穿过的内裤，贴上"脏内裤"的标签，第三个袋子备用。如果露营中途有机会扔装垃圾的袋子，可以用第三个袋子装后来的垃圾。

☆ **一套干净衣服。**把一套你不怎么喜欢的衣服装进一个单独的袋子里，这样即使你不穿也不会总想着它们。如果经血漏在了衣服上，或者你单纯想换一套干净的衣服，就可以直接换上这一套了。这套衣服就像你给自己的一份小礼物！

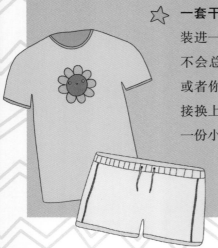

月经大挑战！

我和爸爸一起住

管理家长

作为孩子，你也需要管理父母或监护人，不管他（她）是你的妈妈、爸爸、养父母、祖父母还是其他人。照顾你的人不可能知道你所有的喜好和需求，所以要不断和他们交流，告诉他们什么适合你、你喜欢什么和你正在经历的事情，这样他们才能更好地照顾你。

有些家长非常懂得倾听，有些家长甚至不需要你说什么，就知道帮你补充月经用品，而有些家长可能需要提醒好几次。

爸爸们也一样。有的爸爸非常细心，会考虑你的需求、提前计划。而有的爸爸会忘记，需要一点"管理"。爸爸和妈妈的主要差别在于，爸爸一辈子都没有来过月经。如果你和爸爸一起生活，就需要记住这一点。

一些管理爸爸或其他监护人的方法

1. **让爸爸每个月给你一笔钱。**例如 50 ~ 70 元，用来买月经用品。

2. **把月经用品放在一个固定的地方。**教爸爸识别存货少的情况，这样下次他去商店的时候就可以补货了。

3. 需要爸爸买卫生巾或棉条的时候，**给他发信息。**最好发一张你喜欢的月经用品的照片，这样他就不会买错了。

4. **网上有一些"月经用品订购"服务，**可以每个月像变魔术一样把月经用品寄到家。如果你能说服爸爸订购，就可以每个月在家里收到月经用品了。

5. **送爸爸这本书当礼物。**翻到这一页，同时鼓励他读完这本书，他会学到很多关于月经的知识，真是好事一桩。

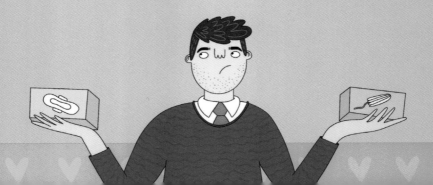

⭐ **倒卫生间垃圾。**如果你不希望垃圾溢出来，就勤倒垃圾。

⭐ 在家里、车里或书包里**准备一些布洛芬或扑热息痛**。

⭐ **换床单。**把洗好的床单或衣服晾干以后放好。干净的床单和衣服会带来快乐的心情。

⭐ **留意干净内裤的数量。**自己洗内裤，需要买新内裤就大胆说。

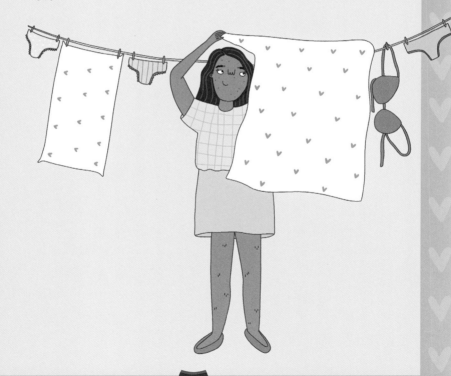

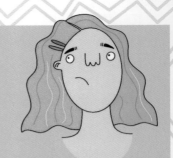

月经大挑战！

"经"急措施

没有月经包、卫生间柜子里没有日常储备，**每个人都在毫无防备的情况下来过月经。**这种情况也可能发生在你身上。如果你能从这种经历中学到一样东西，那一定是终身受用的**急中生智的能力。**

如果你在毫无防备的情况下来了月经，可以：

⭐ **向朋友求助。**询问朋友或女卫生间里的其他人有没有多余的月经用品。你会惊讶地发现这个方法屡试不爽！你可以这么问："打扰一下，请问你有多余的卫生巾或棉条吗？"

⭐ **问问工作人员。**学校、医院和体育俱乐部这些地方的工作人员通常都很乐意提供帮助。

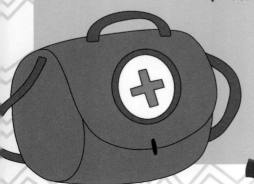

★ 如果你实在走投无路了，可以用小宝宝的**尿布**。

★ 大多数卫生间里都有充足的**卫生纸**，可以把卫生纸叠起来垫在内裤上，应该可以撑一会儿。如果你要这样坚持好几个小时，可能每小时都得去一趟卫生间。

★ 也可以用**纸巾**，形状正好！

★ 还可以用**毛巾或手帕**。到家以后洗洗就好。

为了防止遇到"经"急情况，你也可以在每个包里都放一些月经用品备用。不管是车上，还是乐器盒里，各种地方都可以放一些。一片卫生巾或一根棉条，真的可以救你于"经"急之中。

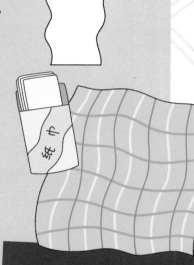

我们学校在这方面做得非常好。如果你需要帮助，到学生处说现在是"每个月那几天"，就能拿到卫生巾。

——丽萨，15 岁

有一次我没带钱就去了商店，营业员同意让我先拿一些卫生巾，之后再给钱。后来我回去给了钱，谁忘得了这种事呢！

——优米

91

经期不舒服怎么办?

你在经期会感觉不舒服的原因有很多:你正在长大,身体也在不断发生变化。你可能会想哭、发脾气、大吵大闹,或者不想说话,这些都是正常的。

为什么我会乱发脾气? 经前期综合征真的存在吗?

经前期综合征真的存在。

经前期综合征是一系列症状的统称,发生在月经周期一段特定的时间里——从排卵开始到来月经以前。一般来说,经前期综合征发生在你来月经前的那几天,一般在月经开始的时候结束。(想要清楚了解经前期综合征在月经周期的哪个阶段,请翻到第58页。)

经前期综合征的主要症状包括:

- ✿ 易怒
- ✿ 情绪波动
- ✿ 焦虑
- ✿ 情绪低落

- ✿ 水肿
- ✿ 胀气
- ✿ 乳房胀痛
- ✿ 头痛

不是每个人都有经前期综合征。但多达30%的少女都可能面临这个问题,尤其是那些有中度或重度痛经症状的女性。

应对经前期综合征

　　尽管很多少女和年长的女性都有经前期综合征，但造成经前期综合征的原因还不明确。可以肯定的是，经前期综合征与月经周期里的激素波动有关。很多已经来月经多年的成年女性都以为自己只是脾气古怪，直到经前期综合征结束才反应过来是受到了它的影响。不过，虽然经前期综合征的确存在，但这并不能作为待人刻薄的借口。

　　以下是一些缓解经前期综合征的有效措施：

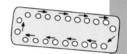

服用激素类药物

　　经前期综合征和月经周期里激素的波动有关，因此服用激素可以缓解，**但请一定遵医嘱服用**。

吃抗抑郁药

　　经期情绪波动据说是月经激素水平变化和大脑化学物质之间的反应造成的。因此对一些女性来说，吃一点抗抑郁药能有效缓解经前期综合征，**但请一定遵医嘱服用**。

接受心理咨询

　　疏解抑郁的心理咨询也能有效缓解经前期综合征。可以找医生了解更多这方面的知识。

吃非处方补充剂

钙片可以有效缓解经前期综合征的一些症状。有人发现圣洁莓①提取物很有效，也有女性吃维生素 B_6 和月见草油，但没有足够的证据表明这些补充剂有实际效果。

来月经前的那几天，我好想哭

有情绪是很正常的。

要记住，这些坏情绪总会过去，尤其是月经来了以后。调整心情的方法有很多：你可以大哭一场，给朋友打个电话，和家长坐下聊聊，或是看一部情感类电影，读一本喜欢的书。在经期身体不舒服的日子里，很多勇敢、坚强、优秀的女性也会通过抱着热水袋、吃巧克力来调节心情。耐心度过心情低落的阶段，你就会感觉好一些。

我喜欢上拳击课，用打拳来发泄。

——优米

①圣洁莓，是一种欧洲常用的传统药草。有研究表明，它可以帮助改善经前期综合征。但不建议长期服用。

吃得好也能缓解经前期综合征

经前期综合征可能引起胀气，让人想吃垃圾食品！但是，来月经前后或身体已经不舒服的时候，吃高糖（棒棒糖）、高盐（薯片）和含咖啡因（碳酸饮料）的垃圾食品**没有任何帮助**。

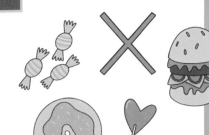

相反，你应该试着多吃那些有营养的、能让你精力充沛的食物，例如水果、蔬菜和鱼。这些食物对身体有好处，月经期间尤其如此。至少，你吃了这些食物不会更难受，也可以吃点巧克力调节心情。少吃多动有利于缓解经前期综合征。

我来月经时都没什么精神。幸运的是，我第一次来月经是和妈妈一起在家的时候，我们出去吃了早餐，这种感觉非常幸福。我告诉朋友自己来月经了，她们不停地说："天啊，你知道来月经有多糟糕吗？！你头痛吗？胃痛吗？"我当时觉得没那么糟糕，可是第二天发现她们说得对，来月经就是挺糟糕的。

——谭思，13 岁

痛经

　　大多数女生刚来月经的半年到一年里都不会痛经，之后痛经就很普遍了。至少 75% 的少女都会经历轻微或中度痛经，至少 10% 的少女会经历重度痛经。

　　但也有好消息！

　　下面来快速了解几点小常识：

⭐ 痛经一般只会持续一两天。

⭐ 痛经一般都能得到有效缓解。

⭐ 如果简单的方法不管用，还有其他选择。

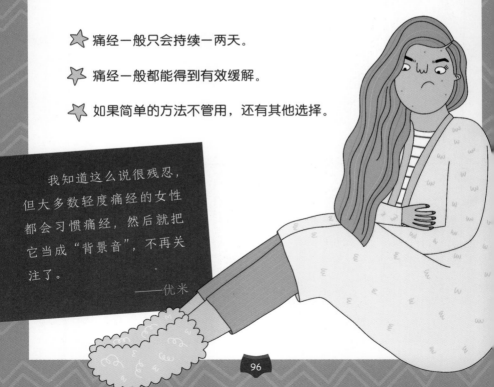

　　我知道这么说很残忍，但大多数轻度痛经的女性都会习惯痛经，然后就把它当成"背景音"，不再关注了。

——优米

每次月经开始时，子宫内膜脱落，内膜细胞会分泌一种叫作前列腺素的激素。前列腺素会引起子宫平滑肌收缩，加速排出内膜。但有时前列腺素分泌过多，子宫平滑肌过度收缩，就会引起痉挛。

痛经严重的女生一般前列腺素水平更高。前列腺素还可能造成恶心、呕吐、胀气和头痛等身体反应。

前列腺素同时会刺激肠道，使肠道蠕动得更活跃，因此每次月经前几天大便次数变多的情况很常见！

我来月经时才 10 岁，学校里的同学都还没来。我记得有一天在学校很不舒服，肚子痛得厉害，回家以后发现来月经了。第二天，所有同学都问我："你还好吗？"我回答："没事，我就是来月经了。"因为我是第一个来月经的女生，同学们非常好奇！很多朋友都觉得流血的时候会痛，但我其实是来月经前会不舒服，而且痛经是身体里面痛，不是阴道痛。

——纳丁，35 岁

有的女生用一种方法就能有效止痛，而有的女生需要多管齐下。多试试，找到适合自己的方法吧！

止痛药

布洛芬

在超市或药店能买到的药里，缓解痛经比较有效的是布洛芬。布洛芬有好几个品牌，要仔细找印着"布洛芬"的药——布洛芬是有效的止痛药成分。这种药还有个名字叫非甾体类抗炎药。引起肚子痛、恶心、胀气、头痛等症状的激素是前列腺素，而布洛芬可以抑制前列腺素的生成，所以在来月经以前，也就是痛经开始以前，服用止痛药效果比较好。按照包装上写的分量服用非甾体类抗炎药，就可以缓解前文说的所有症状。

如果某个品牌的布洛芬不起作用，可以试试另一个牌子，但记住，一天只能吃一种。

在不同国家和地区，药品名称与使用方式、适用人群都有不同。如要参考本段所提方法，请先向专业人士确认，谨遵医嘱。

扑热息痛

扑热息痛（对乙酰氨基酚）是一种常见止痛药，一般用于缓解头痛。这种药也能缓解痛经，但效果通常不如布洛芬。

止痛药和其他药物一样有副作用。但整体来说，止痛药对痛经的缓解作用大于副作用。

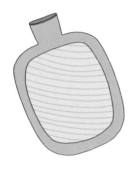

热敷

躺下，在肚子下面或腰上放一个热水袋也能止痛。同时看看最喜欢的电影或大声喊几声，能更有效地止痛。不过后者这种做法还没有经过科学证明。

运动

虽然听起来不可思议，但是运动的确可以缓解痛经！出门跑步或做其他运动，如健身、跳绳甚至冲浪，都可以止痛。运动可以促进血液循环，放松心情，还能帮你分散注意力，不再总想着痛经。

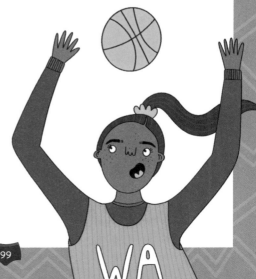

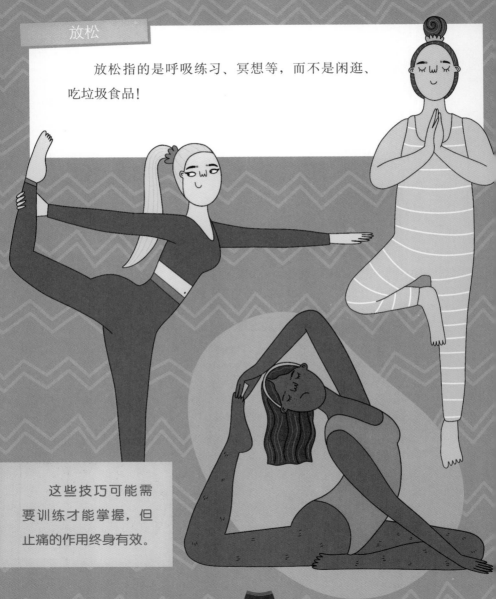

放松

放松指的是呼吸练习、冥想等，而不是闲逛、吃垃圾食品！

这些技巧可能需要训练才能掌握，但止痛的作用终身有效。

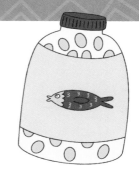

维生素 B₁ 和鱼油

这些补充剂的常见作用并不是缓解痛经。但有研究发现，长期每天服用 100 毫克维生素 B₁ 能逐渐减轻痛经。鱼油可能也有相同的效果。鱼油含有 Omega-3 脂肪酸，富含油脂的鱼类是 Omega-3 脂肪酸的最佳来源之一。亚麻籽、大豆、核桃和野米等植物也含有 Omega-3 脂肪酸。

其他维生素和补充剂

镁补充剂似乎也能缓解痛经。有研究分析了钙、锌、维生素 D、维生素 E 和姜粉，发现它们可能也有缓解痛经的作用。

中药和针灸

中药也可以缓解痛经，而且似乎比针灸有效。

我能不来月经吗?

可以抑制月经吗?可以长时间不来月经吗?我们的答案是:**可以**。

有的女性不想来月经,可能是出于医疗或健康原因。也有的女性在体验了几个月或几年月经以后想降低月经的频率或强度。

经血比较多、有重度痛经或经前期综合征(第 92 页有经前期综合征的详细介绍)严重的女性可以通过治疗减少经血或止痛。这可能还意味着减少缺课、做运动不再缺席、不再错过快乐的时光(第 126 页"我的身体是不是出了什么问题?"一节有详细说明)。还有一种人也会因为性别认同压力而想抑制月经(第 106 页有详细说明)。

女性不想来月经,不一定是出于具体的健康原因。一些女性可能会为了方便旅游、参加学校的某个仪式或者其他事情,选择暂停月经。一些女性则希望几个月、几年都不来月经。

我刚来月经时最想了解的知识就在这一节。

——优米

破除迷思

　　有些女性担心人为中断月经会伤身体。其实，在没有任何有效避孕措施的年代，许多女性一生中很多时光都在怀孕和哺乳中度过。怀孕、哺乳期间，女性有很长时间都不会来月经。那时不来月经不伤身体，现在也同样不会。

　　如今，无论出于什么原因（比如，要经历一些特殊的考试，怕来月经会影响发挥），女性有权利选择不来月经或降低月经频率，方法包括服用药物或采取一些需要处方的治疗手段。采取医疗手段以前需要咨询医生是否安全。

调节月经周期的方法[1]

　　抑制月经的方法之一就是服用激素类避孕药。获得避孕药需要经历以下步骤：看医生；体检；如果医生确认需要服用，就会开处方。避孕药是为了避孕发明

---

[1]本小节中提及的调节月经周期的激素类药品及其使用方式仅供参考。由于各国药品管理与使用规范不同，如需参考或进一步了解，请务必详询专业医生。

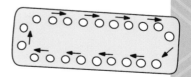

的，但也有很多女性用来缓解严重痛经。

避孕药之所以能缓解痛经，是因为所含的激素能模仿天然的月经激素，和卵巢、子宫"对话"，分别"告诉"它们不要排卵、这个月不要形成厚厚的子宫内膜。

避孕药通常是含有激素的药片，每日一片，连续服用 21 天为一个周期，停药 7 天后开始下一个周期。大多数女性在停药 7 天里会出现激素撤退性出血的症状。这种症状和正常经期出血类似，但出血量比较小，也没有那么痛，这是因为药片里的激素减慢了子宫内膜的生长。

很多服用避孕药的女性会持续服用——可能为期 3 个月，也可能为期一年。这种做法并不能保证身体完全不出血。有时可能突然出血，流出少量像经血一样的血。

> 我有一次进了跳水比赛的决赛，但我不会用棉条。我不想退赛，就在医生的协助下吃了避孕药。
>
> ——优米

其他有效方法

　　还有其他方法可以利用激素让月经停下，其中一种方法是皮下埋植①，需要医生帮你埋在手臂皮下。

　　这些方法都不能保证月经一定会停止，一部分女性即使采用了这些方法还是会持续或不规律地出血。你应该咨询医生哪些方法适合你，以及它们存在的风险。

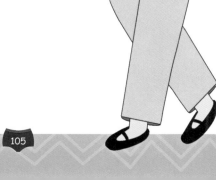

①医学专业名词，可能存在不同的中文译名，如需进一步了解，请查阅更多专业资料，或咨询专业机构。

我无法接受与生俱来的样子

　　有一小部分人并不认同自己的先天性别。一些出生时被认定为女性的人可能在成长过程中发现自己应该是男性，出生时被认定为男性的人也可能在成长过程中发现自己应该是女性，还有一些人不确定自己的性别。这些人从心理上就不认同自己与生俱来的性别，从小就会做很多让自己看起来更符合心目中性别形象的事情，比如改变穿着、行为和爱好。这些人统称为"跨性别者"。

　　随着青春期临近，"跨性别"的女生们可能会觉得月经可怕得难以想象。但这种想法因人而异，有的人可能并不觉得来月经是什么大问题。很多人在很久之后才会真正形成跨性别者的身份认同。

　　跨性别的儿童、青少年和成年人一直存

在。现在的医疗技术可以帮助女性控制月经，医生同样可以用这些技术帮助不想来月经的跨性别青少年通过调节激素水平让月经暂停，减轻月经造成的心理压力。

幸运的是，现在社会对跨性别者及他们的权利和需求有了更多的理解。如果你感觉自己是跨性别者，可以选择和家长、监护人、医生或信任的其他成年人聊一聊。

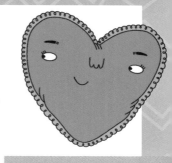

医生会给你介绍很多了解相关知识的渠道。

我非常幸运，服用睾酮[1]一个月左右月经就停了。我在服用睾酮以前的很长一段时间里，都打扮成男生的样子。我有性别焦虑，总觉得买棉条这件事就是一场灾难。不过现在好一些了，我留了胡子，很少再被认错性别。最近我因为睾酮水平下降又有了流血情况，就去药店买了棉条。

——尼沃，22 岁

①睾酮，又称睾酮素，是一种雄激素，这种激素在肌肉力量、新陈代谢、认知功能和性发育等方面等发挥着重要作用。由于国情不同，生产的药物也不同，如需进一步了解，请咨询专业医生。

月经与个人卫生

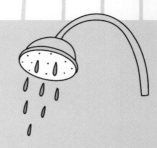

没有法律规定女性在经期该做什么、不该做什么，也没有洗澡和个人卫生方面的限制。我们写这一节时，就像在和自己的孩子对话。也就是说，这一节反映的只是我们的偏好。

那么，我们会给自己的孩子什么建议呢？

每天洗澡

如果你在进入青春期以前比较懒，没有每天洗澡，现在既然来了月经，就勤快一点吧。进入青春期以后，皮肤和头发会更容易变脏、变油，希望你不要脏兮兮、臭烘烘的。

洗澡是恢复清爽的绝佳时机。你可以在洗澡时取出棉条，换下卫生巾，并站到喷头下面，用温水好好冲洗外阴。

洗完澡、擦干身体以后，你可以换上新的卫生巾或棉条，以及干净的内裤。经血虽然不脏也不恶心，但是有颜色，长时间不清理还会有铁锈的味道。勤洗澡则可以让你保持清爽干净。推荐深色的浴巾，它们可以更好地掩藏大腿内侧可能出现的血渍。

香皂和外阴

温水是清洗外阴、肛门周围的最佳选择。换句话说，所有外露的隐私部位都应该用温水清洗，同时可以询问家长相关洗护用品的选择和使用。阴道内部不需要用香皂，也不该用湿巾、凝胶、除臭剂或冲洗器。这些东西可能刺激皮肤、杀死阴道内部的益生菌。

勤洗手

我们平时去完卫生间都会用香皂洗手，经期更要注意清洁双手。换卫生巾或棉条之前最好先洗一次手，换好再彻底洗一次手。

我认识的很多人洗澡都很勤快，但他们经常擦干身体又换上刚才穿过的衣服。如果没有太多污渍、汗渍或气味，穿过的衣服倒也没什么问题。但我们应该保持衣物干净整洁，要记住腋下和没有洗过的内衣都可能有味道。

——优米

男生对月经的看法

谁在乎男生
的看法呀？

刚才是开玩笑的。
(确实有点在乎。)

    你控制不了男生对月经的看法，所以他们的看法并不重要。但如果你有男性朋友，他们的看法当然很重要。不管是你的兄弟、男性朋友、和你一起运动的伙伴，还是你爸爸，他们的看法都很重要。你会希望他们了解月经，因为它是你生活中很重要的一部分。

    如果你刚来月经不久，那身边的男生可能也在学习月经的知识。大多数男生最后都能平常对待月经，并对来月经的女性表示支持和尊重，但不可能一步到位。一方面他们还小，另一方面他们不像你经历过很多围绕月经展开的真诚、开放的对话。还有一部分原因是，他们永远不用亲身经历月经。

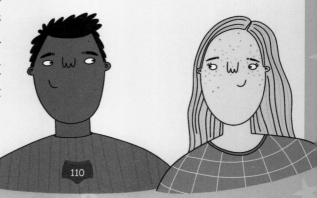

你关心你的男性朋友和哥哥弟弟，他们也同样关心你。所以，实事求是地和他们交流吧。如果你愿意，还可以回答他们的问题，或者把这本书借给他们，让他们从第112页"做一个好伙伴：新手指南"一节读起。

不过也要记住，受月经影响最大的人是你，不是他们，所以应该让他们听你的。

除非他们打算搬到一个没有女性的世界，你认识的所有男性在接下来的人生里都必须和来月经的人打交道。无论现在还是将来，了解月经都对他们有百利而无一害。

每次看到我弟弟和男同学对待月经惊慌失措的样子，都让我很心烦。我们是会流血，但也没什么可怕的。青春期阶段的男生真的不如女生懂事。

——优米

我七年级的时候来了月经，就和朋友发明了一个"姐妹们"的暗号，用来在经期互相帮助、互借卫生巾等月经用品。现在我们读高中了，谈起月经都开放多了。如果男生提到阴茎之类的词，我们就会大喊"阴道流血"来打断他们。有时候我不会跟着喊，但会给他们讲讲子宫的工作原理。

——迪迪，16岁

做一个好伙伴：新手指南

如果你不来月经，但希望和来月经的人成为好伙伴，那这一节就是写给你看的。

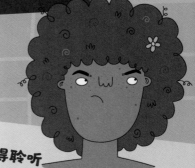

懂得聆听

想成为一个好朋友，懂得聆听很重要。如果你的朋友想发泄对月经的负面情绪，就听听她们的倾诉。

富有同情心

你可能做不到完全感同身受，但至少应该尝试理解对方。

不要表现出恶心的样子

来月经并不恶心，狗屎和呕吐物才恶心。来月经的女生好得很，谢谢关心。

不要觉得朋友经期脾气不好，也许真的是你比较烦人

"你是来月经了吗？"是这个世界上最糟糕的问题，哪怕答案是"对"。永远不要问这种问题！

但你还是可以默默承认，月经对我们的日常生活造成了更大的影响

你永远也无法体会这种影响。

那你该怎么办呢?

"我怎么才能帮你呢?"是一个特别好的问题。多问一遍,再问一遍,一直问下去。

站出来表示支持

如果有人无理为难你的朋友,你的支持不仅非常重要,而且会让朋友深受感动。

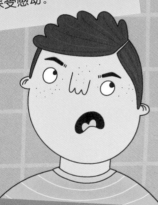

让其他不来月经的人知道自己做错了

霸凌、羞辱、模仿女生来月经一点都不酷。你完全可以呵斥这种行为。还在消化这些信息的男生需要一些指引才知道应该怎么做。如果你能在这方面帮上忙,就减轻了女生们的很多压力。

原谅自己!

也许你大喊过"啊,好恶心",看到卫生巾就尖叫。但如果你已经改过来了,那就原谅自己。毕竟没有人是生来完美的,我们都在不断成长和进步。

帮忙拿月经用品

"你可以帮我从包里拿一片卫生巾过来吗?"

你:"当然可以。"

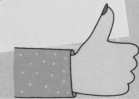

月经用品和环境保护

　　超市里卖的卫生巾和棉条有一个问题：这些产品（以及它们的包装）是一次性的。这就意味着，用完以后，它们会被送去垃圾场，这样很不环保。

　　不过与其因为月经用品污染环境感到愧疚，不如**放过自己**。既然你还在读这本书，很可能还是个月经新手，或者根本还没来月经。等你完全准备好了，再用可重复使用的月经用品吧。

　　那么，等到你能轻松应对月经的时候，又该怎样减少月经用品对环境的影响呢？

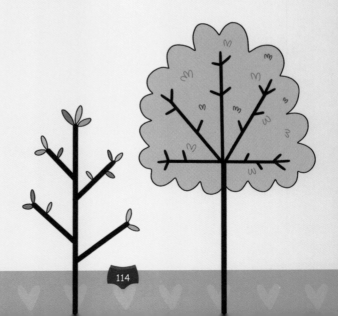

棉条

　　大多数棉条都是由棉花、人造纤维混合制成。
首要选择购买有机、纯棉材质的棉条，一般这些
产品比含有未知原料的棉条环保。记住，哪怕是
100% 有机棉制成的棉条，最多也要花 100 年才能
降解，而它们的一次性塑料包装降解时间可能长达
几个世纪。

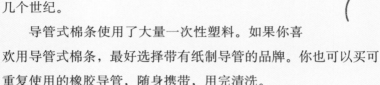

　　导管式棉条使用了大量一次性塑料。如果你喜
欢用导管式棉条，最好选择带有纸制导管的品牌。你也可以买可
重复使用的橡胶导管，随身携带，用完清洗。

卫生巾

　　由塑料制成的一次性卫生巾在填
埋以后，要花 500 ～ 800 年降解。如果把用过
的卫生巾用塑料包装包起来，降解时间就更长
了。每个月，全球会产生成千上万吨的卫生巾
垃圾。

　　你可以选择使用没有漂白过、包装精简的卫生巾，
还可以重复利用它们的包装盒。等你能轻松应对月经了，
可能发现小一点的卫生巾就够用，还可以少用一些，甚
至量少的几天用护垫就够了。这些做法都可以减少月经
用品对环境的影响。

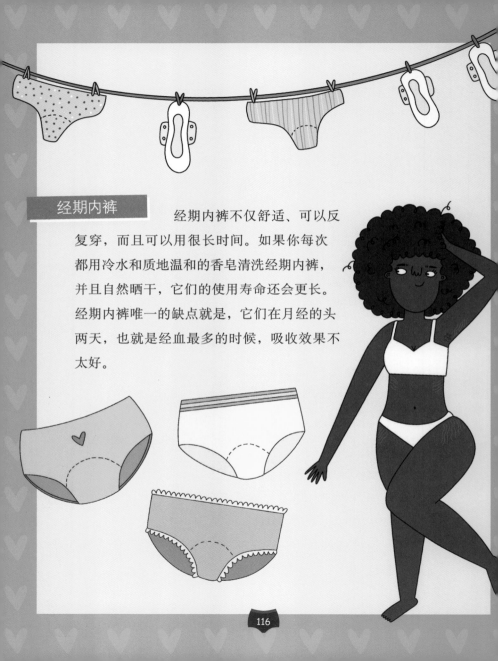

经期内裤

　　经期内裤不仅舒适、可以反复穿，而且可以用很长时间。如果你每次都用冷水和质地温和的香皂清洗经期内裤，并且自然晒干，它们的使用寿命还会更长。经期内裤唯一的缺点就是，它们在月经的头两天，也就是经血最多的时候，吸收效果不太好。

可重复使用的卫生巾

可重复使用的布卫生巾不会产生垃圾，很环保，因此越来越受欢迎。和经期内裤一样，可重复使用的卫生巾用冷水清洗，可以用很多年。它们容易吸引肤质敏感的消费者，因为和普通卫生巾不一样，它们不仅不含塑料，含有的刺激性物质也更少。

可重复使用的卫生巾的缺点是，布卫生巾对身材娇小的人来说可能太笨重了一点，而且超市一般不卖可重复使用的卫生巾。你需要去网店购买。

我用的是布卫生巾，它非常柔软，吸收量很大。夜用的布卫生巾特别长，完全不用担心经血漏到屁股上！如果我一整天都要待在外面，就会带4片布卫生巾。如果是经期的第一天，3片就够了。布卫生巾上有扣子，我通常会把它们叠好、按上扣子，再放进包里。用过的布卫生巾卷好以后就像可重复使用的购物袋，我有个专门的篮子用来装用过的布卫生巾。妈妈会帮我把布卫生巾洗好，然后挂到晾衣绳上，放在太阳底下晒一两天晾干。布卫生巾的清洗方法和尿布一样，冷水清洗，不用烘干，不然会缩短使用寿命。一片布卫生巾的价格大约是几十元。我很喜欢布卫生巾，因为它很环保。

——谭思，13岁

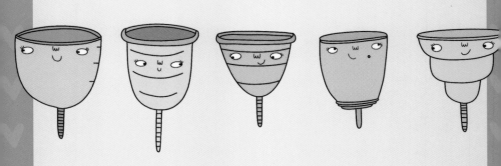

月经杯又叫"月亮杯"，使用寿命长达 10 年，也不会产生任何垃圾，是性价比最高、最环保的月经用品。月经杯不像卫生巾和棉条需要换得那么勤，还可以防止经血和气味漏出，因此在旅途中和其他长时间在外的时候使用相当方便。但月经杯需要多加练习才能熟练使用。

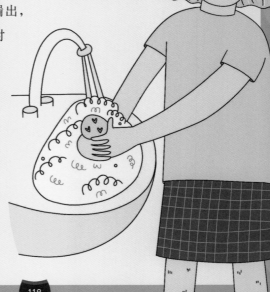

月经杯对环境主要的影响在其生产和运输的过程中。日常使用时，用少量的水和香皂清洗、消毒就好。如果你想了解更多关于月经杯的知识，请翻到第 54 页。

让经血自由流淌

不知道你有没有注意到，电视节目里滞留荒岛的人从来没说过她们"让经血自由流淌"的事，虽然她们很可能就是这么做的，除非恰好被冲到了一个自带月经用品储备的岛上……

最近一些人呼吁，在经期全程任经血自由流淌。她们坚持女生不该为来月经感到羞耻，况且全球约一半人口都会来月经！她们觉得让经血流到衣服上比用月经用品更舒服。还有一些人拒绝使用月经用品，目的是为了减少它们产生的废弃物和需要填埋的垃圾。

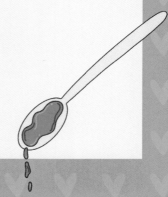

阴道

阴道很重要，值得专门用一节来介绍。

很多女生小时候一般只知道自己有尿道口和肛门，长大些才会意识到原来身体还长了阴道。这种情况完全正常！毕竟大多数女生小时候都意识不到阴道的存在。

但随着你长大，总会感觉到它的存在。快进入青春期的时候，阴道会开始分泌一种透明或像牛奶一样的液体，这些都是我们每个人成长的一部分（如果你想了解更多关于白带的知识，请翻到第 60 页）。

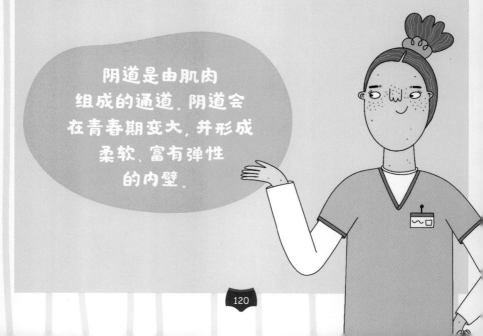

阴道是由肌肉组成的通道。阴道会在青春期变大，并形成柔软、富有弹性的内壁。

怎样认识自己的阴道？

　　一些女生误以为下身那一片都叫"阴道"，但正对内裤裆部的部位其实叫"外阴"。阴道只是连接外阴和宫颈的通道。宫颈是子宫的一部分，宫颈很窄，只有一个小小的开口连着子宫和外面的世界。生宝宝的时候，小小的宫颈会在一种激素的影响下扩张很多倍。平时只有医生能摸到宫颈口更深处。来月经时，子宫里的经血会通过宫颈从阴道流出。

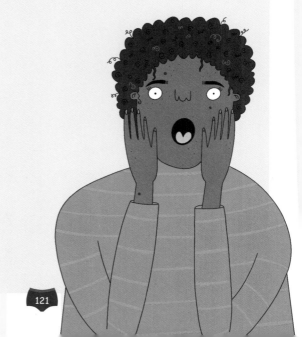

青春期太棒了！

我喜欢青春期！

就像套装商品一样，只有到了青春期，你才会迎来初潮。

进入青春期，你的身体会发生很多奇妙的变化，这是身体正在为生育做准备。你可能感觉身体被外星人占领了，变得奇奇怪怪的。你的身体会分泌几种新的激素，长出腋毛和阴毛，身材比例也不一样了，还可能会经历情绪波动。但仔细想想，青春期其实很棒！你的身体自然而然就进化为成年版本，甚至都没有说明书，这不是很酷吗？

感觉就像坐过山车！

我儿子一直都很迷恋《爱丽丝梦游仙境》这本书，16岁生日时甚至举办了一个"爱丽丝梦游仙境"主题的茶话会。爱丽丝的一些冒险经历使我联想到青春期，她每吃一口蛋糕或喝一口神奇药水，身体就会忽然变大或变小，这简直就像青春期时身体完全失控的感觉。

——梅丽莎医生

虽然青春期早就在来的路上，但你可能还是感觉它突如其来又势不可挡。就像你本来正在向河的下游慢慢漂流，却突然遭遇瀑布！其实初潮一两年前，身体就已经开始变化了，只是当时的你可能浑然不知。而变化开始的具体时间因人而异。

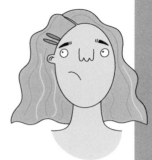

青春期小百科

⭐ 无论鳄鱼、蜜蜂、三文鱼、珍珠鸟，还是人类，所有动物在一定意义上都会经历青春期。

⭐ 除了出生后的头两年，青春期是你一生中长得最快的时候。

⭐ 人在青春期平均会长高 25%。

⭐ 你的手臂所占身体的比例会变长。由于长高，头的比例会相应变小。

⭐ 青春期时，大脑体积只会变大一点点，但大脑内部结构和神经环路都会发生巨大的改变。

⭐ 青春期的神经环路变化会增强你在解决问题、手眼协调、关心和理解他人等方面的能力。

先说一些肉眼可见的变化吧。

★ 胸部发育，长出阴毛。

★ 皮肤和头发更容易出油，更容易长青春痘。

★ 腋下长出腋毛，发育出会吸引细菌的汗腺，产生体味。

★ 由骨架、肌肉和脂肪分布方式造成的体型变化。身体的各个部位都在发育，所以体重也会上升。（其实你一生都在经历身体的变化，只不过青春期时速度快了点而已！）

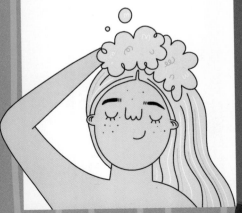

有趣的月经小百科

只有人类、猿、猴、象鼩、蝙蝠及后来才发现的非洲刺毛鼠会来月经。其他动物虽然有相似的激素周期，但身体可以吸收子宫内膜，不用将其排到体外。

每个人的身体都是独一无二的，青春期的变化也因人而异。即便是一家人，身高体重、肤色发色、面部特征、生殖器官和身材体形也会有惊人的差异。

你的大脑会在青春期发生变化，影响你的思维和情绪。你可能会觉得自己过于情绪化，无缘无故就会很生气或很伤心，或是在两者之间摇摆。你也可能开始觉得不自在，担心自己的身体显得怪怪的。（如果你没有这种情况出现，那值得欢呼！）

如果你真的觉得很不自在，要记住，"我是个怪人、肢体不协调、长得丑"之类的错误想法都会过去。不管你的身体经历了什么变化，**做自己就好**。你的大脑也正在经历一些变化。

往好处想，大脑发生这些变化还意味着，我们正学着从别人的角度看自己。所以要记住，虽然你身边的每个人都在经历青春期，但青春期发生的变化和发生这些变化的时间都因人而异。青春期真的很神奇！

我的身体是不是出了什么问题？

对大多数生来就有卵巢、子宫和阴道的人来说，来月经是很自然的事。但也有一些女生会有不同的经历，并因此怀疑自己的身体出了问题。很多女生在医生问答栏目中都表达过这种担忧。梅丽莎医生一般都会试图打消她们的疑虑。如果真的出了什么问题，建议去医院检查。大多数情况下，青少年时期与月经相关的病症十分常见，而且不难治疗。

我中学最好的朋友快 14 岁才进入青春期，16 岁才来月经。当其他女生都已经长高而且身材有了曲线的时候，她依旧很娇小。学校里一些人对她相当刻薄，给她起绰号，还偷笑她，不让老师听见却故意让她听见。最糟糕的是，这些人也是女生。虽然她们也很喜欢她，她很可爱，很受男生欢迎，聪明又善解人意！但中学 3 年，这些被羞辱的经历都让她有口难言。

她有一个好妈妈，帮她渡过了难关。作为好朋友，我希望自己也对她有所帮助。因为发育时间不一样就对人家这么刻薄有什么意义呢？为人刻薄没有任何好处。

——梅丽莎医生

我还没来月经

"我 15 岁了还没来月经，妹妹比我小两岁都已经来月经了。我的身体是不是出了问题？"

如果身边有人来了月经，但是你还没有，一开始感觉应该还挺不错。要应对卫生巾、经血和经前期综合征的日子越晚开始越好！

但几个月以后，你可能会开始怀疑："我的身体是不是出了问题？"

这个时候，打消疑虑的最好方法就是检查身体其他部位有没有发生变化。要记住：你在青春期还会经历月经以外的很多事情！第 122 页有详细说明。

⭐ 过去两年，你长高了多少？

⭐ 你的乳房发育了吗？你长出阴毛了吗？

⭐ 你有没有注意到什么微小的身体变化？比如，你的声音有没有变得低沉一点？你的脸上和身上有没有长出更多毛发？（这种现象在男生身上更明显，但也会发生在女生身上。）

月经会在青春期中期开始，上面说的大

多数变化也会出现在你身上。通常在乳房发育两年以后，你才会来月经。

进入青春期的年龄部分取决于基因，所以如果你妈妈或者姐姐进入青春期比一般人晚，你的青春期可能也开始得比较晚。从医学角度来说，出现了以下情况，才建议你去医院做检查：

★ 你不到 10 岁乳房就开始发育了，但 14 岁了还没来月经。

★ 你 14 岁开始发育，但 16 岁了还没来月经。

如果以上两种情况你都不符合，那就没必要恐慌。你可能属于晚一点才会进入青春期的少数派。

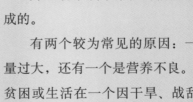

为什么我来月经比较晚？

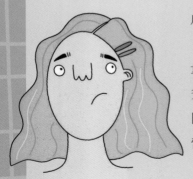

月经晚来或不来，可能是生理因素造成的。

有两个较为常见的原因：一个是运动量过大，还有一个是营养不良。进食障碍、贫困或生活在一个因干旱、战乱或其他原因难以保障食物供给的地区，都可能造成营养不良。

月经晚来或不来的其他原因大多与激素有关，需要接受大量的激素检查才能查清楚。激素检查需要抽血。

还有一些原因是基因问题，可能是控制月经周期的部分神经系统没有得到激活。

还有一种非常罕见的情况：有的女生天生没有阴道和子宫。这种情况可能青春期结束后还发现不了，只有因为不来月经去看了医生才会真相大白。

如果你以前生过病，比如童年得过癌症，月经也可能来得比较晚。化疗或放疗可能会对控制青春期和月经的器官产生影响，继而影响身体发育。

不用害怕，肘部的静脉比较粗，而且离皮肤表面很近，护士从你的手肘上抽血不过是小菜一碟。抽血要扎针，但你肯定可以承受。

我该怎么跟医生说？

如果你打算找医生咨询月经晚来的问题，可能会有这样的对话：

"我已经 ×× 岁了，还没来月经，所有朋友都来月经了。我很担心。"

医生可能会问你：

你妈妈几岁来的月经？你姐姐呢？

还可能问你几个有关青春期的问题，这些问题有助于预估你来月经的时间：你什么时候发现乳房发育了？你什么时候开始长了阴毛？你有没有忽然长高？你有没有发现内裤上出现了白带或其他液体，出现多久了？

再问你一些基本的健康问题：你最近几个月体重有没有明显变化？你的饮食结构和食量有没有变化？你平时锻炼吗？一周运动量有多大？你有没有得过什么慢性病或重病？

之后医生可能会给你称体重、量身高，展示青春期的发育进度图，问你觉得自己处在哪个阶段。然后他们应该就能给你一些建议或解决方法了。

我的月经很不规律

"月经不是 28 天来一次才正常吗？我现在 16 岁，有时候月经好像会迟到，大概 30 天来一次；有时候又会提前，26 或 27 天就来一次。这种情况正常吗？"

"我现在 15 岁，第一次来月经的时候 12 岁。刚开始几个月月经周期都很正常，后来 3 ~ 6 个月才来一次。差不多半年前开始，我有 3 个月每月来一周月经，之后又不来月经了。我知道月经周期要过一段时间才能稳定，但还是感觉很奇怪。"

月经就是很奇怪。有时候你等了又等，初潮才终于到来。你一下就成了月经大师！然后，它又不来了。

你可能会想：（1）我是在做梦吗？（2）初潮是不是假的？我是不是被骗了？（3）我的身体是不是出了什么严重的问题？但实际上你的身体可能一切正常。因为刚来月经的几年里，月经不规律的情况十分普遍。

来月经两年之后，大多数女生的月经才会变得规律，形成"月经周期"（如果你想了解月经周期的计算方法，请翻到第146页）。

月经周期按天计算，一次月经的第一天到下次月经的第一天记为一个周期。月经周期不一定每次都完全一样：少女的月经周期一般是 22 ～ 45 天。身体发育完全后，月经周期一般在 22 ～ 35 天。

那位 15 岁女生信里写的月经周期从 26 ～ 30 天的变化完全正常。

但她的月经可能的确不太规律。她来月经已经超过两年了，但月经周期还是会超过 45 天。

一个记录月经周期的好方法是用手机应用程序记录几个月的月经周期，这对于要不要做检查很有帮助。

如果你初潮以后月经一直很规律，但在两三年以后变得不规律了；或者你已经来月经超过两年了，但月经一直不规律，那应该去做检查。

导致月经不规律的一个常见因素是精神压力。每个人的抗压能力都不一样，所以很难说多少压力算"过大"，但如果你由于学业、家庭或朋友关系等原因长时间处于高压状态，月经周期可能会受到影响。改变饮食规律或体重也可能改变月经周期。

少女月经不规律到了需要做检查的地步，通常是因为激素失调或激素出现了其他问题。其中最常见的问题是多囊卵巢综合征（第 140 页有详细介绍）。

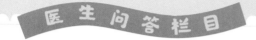

医生问答栏目

我不来月经了，是不是怀孕了？

"我已经一个月没来月经了，现在都快两个月了。我害怕身体出了问题。我从来没有过性行为，也会怀孕吗？"

如果从来没有过性行为，就不可能怀孕。

虽然我们常听人说，不来月经就是怀孕了，但导致月经周期不正常的原因很多，大多数都和怀孕没有关系。

记住，如果你有上述疑问，询问家长或医生。

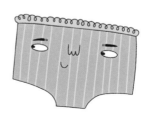

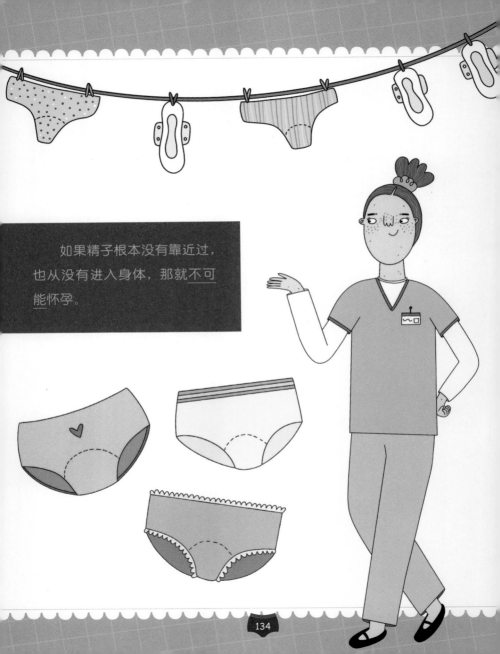

如果精子根本没有靠近过，也从没有进入身体，那就不可能怀孕。

月经贫困

月经贫困指的是无法承担月经用品的开销。无论贫困还是富有，所有国家都存在月经贫困的现象。在对吃、住等其他需求高于购买月经用品的需求时，就会发生月经贫困。月经贫困的后果很严重，可能导致女孩失学。

越来越多的人已经认识到了月经贫困是不平等的一个重要因素。近年来，全球很多公益组织在推广月经用品免费供应，帮助更多贫困的青春期女孩减轻负担。

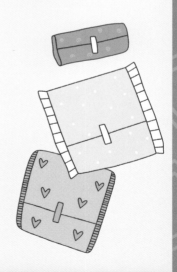

我的经血超级多

"虽然这么说有点直白，但我的经血真的很多……还都是很大的血块！这种情况正常吗？是不是很少见？我才来了 6 个月月经。

很难判断多少经血才算"过多"，毕竟，月经前几天一般两三个小时就需要换一次卫生巾或棉条。同时，你还要上一天学，或者看一部很长的电影，这时候经血就显得更多了，可真是"美妙"的体验呢！

经血过多的情况确实存在，血团和血块很常见。但医学上认为，如果经血多到影响生理、社交、情感和物质方面的生活质量，那就真的过多了。

也就是说，如果月经持续、漫长、流量过大，经常会阻碍你出门、学习、发展兴趣爱好、参加集体活动和娱乐，或是带来了

怎样才算经血过多？

如果你每次月经周期都超过 8 天，或者每隔一个小时就要换卫生巾或棉条，或者在经期几乎每天晚上都要起来换卫生巾或棉条，又或者血块比一个一元硬币还大，那可能属于经血过多，需要看医生。

缺铁之类的问题时，就符合医学上对于"经血过多"的定义。

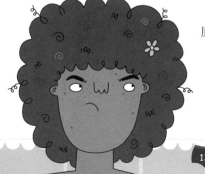

为什么会发生经血过多的情况？

少女和较为年长的女性（比如你妈妈）"经血过多"通常有不一样的原因。少女经血过多的原因按常见程度大致排序如下：

⚑ 青春期的连锁反应

少女经血过多可能是因为激素波动和失调。激素波动和失调是青春期的连锁反应，甚至可能引起闭经。（月经就是这么令人捉摸不透！）

★ 多囊卵巢综合征

多囊卵巢综合征可能造成月经不规律，经血过少或过多（如果你想了解更多相关知识，请翻到第 140 页）。

★ 甲状腺出了问题

经血过多还有一个不太常见的原因，就是甲状腺出了问题。甲状腺在脖子前面喉咙下面的位置，虽然小，但是长得肉乎乎的。甲状腺负责分泌激素，调节身体新陈代谢，控制身体利用"燃料"（食物和营养）、消耗能量的方式。虽然这些看起来和月经没什么关系，但我们体内所有的激素系统都是连在一起的，甲状腺出了问题也可能对月经产生影响。

✦ 凝血系统出了问题

青少年经血过多的一个罕见原因是凝血系统出了问题。试想一下，如果你切到了手指，手指会流血，但几分钟之内，伤口不仅会自动止血，还会结痂。经期时，细小的血管会在子宫内膜脱落的过程中渗血。就像割伤皮肤时一样，凝血系统通常也会在经期发挥作用，不让这些血管一直渗血。然而，一些疾病（例如遗传性凝血功能障碍）会导致血液凝结过多或血液凝结不足。

✦ 子宫内部的情况

子宫内部的问题也可能导致经血过多。有几种情况会影响子宫肌层或子宫内膜本身的生长，造成出血。不过，这些情况在年长的女性身上更为常见，在少女中很罕见。

✦ 怀孕

孕妇通常不会来月经，但孕期出血可能是流产的征兆，而流产的情况还挺常见。

✮ 原因不明

子宫内膜在经期脱落时，经血一般会开始凝结。一些女生经血过多，做检查却找不到原因。这种情况下，一般认为是经血没能正常凝结造成的。

经血过多怎么办？

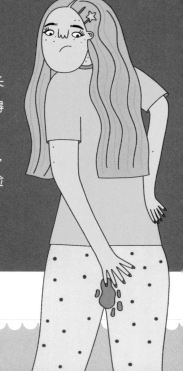

通过药物控制血流量，一般都能有效防止长期失血。每个月都失血过多会缺铁，会让你觉得很累，很难集中注意力。

可以请医生排查可能造成经血过多的原因，医生应该会安排血液检查和卵巢、子宫的超声检查。

多囊卵巢综合征

"我15岁了，脸上、身上的体毛很多，背上和脸上长了很多痘痘，月经也不规律。我是不是激素失调了？吃避孕药能让多余的体毛和痘痘消失吗？帮帮我吧！"

很多女性都备受多囊卵巢综合征的困扰，但如果你在网上查询相关的资料，一定要确保：第一，信息来源可靠；第二，资料对你适用。

我们的身体建立起月经周期至少需要两年，所以多囊卵巢综合征在少女身上的表现和成年人很不一样。请一定记住：网上的信息可能让很多少女白担心一场！

多囊卵巢综合征是什么？

如果睾酮（一种性激素，在男性体内含量更高）和控制血糖的胰岛素等身体激素，跟导致月经的激素发生了某些反应，就可能造成多囊卵巢综合征。

我们可以把多囊卵巢综合征当成一种激素失调。激素失调会导致一系列症状。大概只有1%的少女患多囊卵巢综合征，但是肥胖人群患有多囊卵巢综合征的比例更高。

我怎么知道自己得了多囊卵巢综合征？

诊断少女和成年女性有没有得多囊卵巢综合征的方法不一样。成年女性的症状包括月经不规律、体毛过多、痤疮，和在卵巢超声检查中发现很多小小的囊肿，也就是一种装满液体的小包。青春期卵巢还在发育阶段，看起来也像是长了很多小小的"囊肿"，很容易误诊。因此不应该用超声检查来诊断少女有没有多囊卵巢综合征。

少女可以用这几种方式判断自己是不是可能得了多囊卵巢综合征：

★　青春期月经"不规律"：如果来了差不多 3 年月经，月经周期还总是超过 35 天或少于 21 天，就属于月经"不规律"。

★　激素过多引起皮肤问题：身上和脸上毛发过多，总长痤疮而且很难治好，还有脱发。

得了多囊卵巢综合征会有什么后果？

患有多囊卵巢综合征的成年女性一般会排卵不规律，影响生育。其中很多人很难控制体重，容易超重。这种情况还会引起胰岛素异常，影响血糖水平。

患多囊卵巢综合征的少女去医院就

诊时，医生可能会根据血糖水平，给出相应的治疗办法。比如，通过口服避孕药来治疗。口服避孕药能改善激素失调和相关症状。定期锻炼和控制体重也很重要。

如果你担心自己得了多囊卵巢综合征，或者想了解更多相关知识，就去咨询医生吧。

棉条和中毒性休克综合征

"是不是有种病叫中毒性休克综合征？能治好吗？"

中毒性休克综合征是一种由细菌释放毒素引起的细菌性感染。

中毒性休克综合征非常罕见。其他身体部位也可能会出现中毒性休克综合征，而且不仅是来月经的女性，儿童、成年人、男性……所有人群都有患上中毒性休克综合征的风险，中毒性休克综合征也跟超大吸收量棉条有关，把棉条在阴道里放几个小时，可能会让细菌繁殖，产生毒素。中毒性休克综合征的症状通常有高烧、呕吐、腹泻、皮疹、肌肉痛和头痛。如果不及时治疗，还可能引起休克——血压下降、意识模糊、肾脏衰竭。

中毒性休克综合征是一种急症，必须去医院输入抗生素。要预防中毒性休克综合征，应该至少每 4 小时换一次棉条，而且更换前后都要洗手。以防忘记，在手机上设闹钟是个不错的办法。

痛经影响了我的日常生活

"我在经期痛得受不了……什么都干不了，还会恶心。我去看医生，她说我的经血回流到输卵管里了。"

"我 11 岁来的月经，现在 15 岁。我在来月经的整整一周里一直很痛。医生开了止痛药，但是都没有用。"

很遗憾你们正在经历这种痛苦。

实际上，大概 10% 痛经的少女经常会痛到缺席上学、工作及其他活动。

痛经太难受了!

痛经的原因有很多,但有些方法可以有效缓解痛经(第98页有详细说明)。

只要痛经影响到了你的日常生活或是让你痛得受不了,就应该接受全面检查。要相信医生会帮你减轻痛苦。

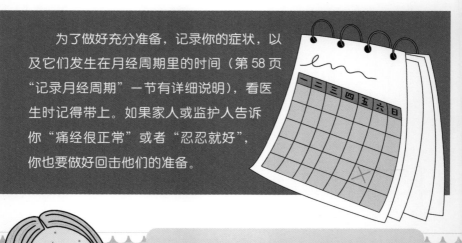

为了做好充分准备,记录你的症状,以及它们发生在月经周期里的时间(第58页"记录月经周期"一节有详细说明),看医生时记得带上。如果家人或监护人告诉你"痛经很正常"或者"忍忍就好",你也要做好回击他们的准备。

刚来月经的时候,你可能有时也不知道自己是什么感觉。和朋友们或你信任的成年女性聊一聊,能帮你了解自己的状态。

子宫内膜异位症

　　子宫内膜异位症是一种常见病症，通常是子宫内膜或类似的组织出现在身体其他部位。5%～10%的少女和年轻女性患有子宫内膜异位症。子宫内膜异位症最常见的症状就是疼痛，吃止痛药或其他处方药都止不住，而且会持续好几天。这种疼痛不一定出现在经期，也不一定会出血，但是感觉很像痛经。

　　子宫内膜异位症是一种因人而异的病症。有些女性长期承受疼痛，用常规的方法都无法缓解（第98页有这些方法的详细介绍）。如果你怀疑自己得了子宫内膜异位症，马上去看医生，让他们想办法帮你吧。

　　我在一个小镇长大，所有医生都是爸爸的朋友。我可不想让他们给我有关月经的建议，也不想在任何情况下让他们帮我检查阴道。相信我，我理解你。你正在长大，有支配自己身体的权利。你的身体，你说了算！要保持身体健康，你需要一些好的建议，而好医生才能提出好的建议。需要咨询的时候，一定要及时就医。

——优米

神奇的月经周期

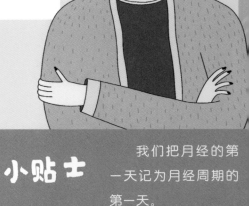

这本书的主题是月经,我们来看看神奇的月经周期!

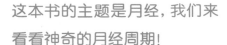

小贴士

我们把月经的第一天记为月经周期的第一天。

月经周期是什么?

　　还记得之前是怎么解释月经成因的吗? 月经让身体初步具备了女性独有的生育功能。月经周期和这项功能联系非常紧密。为了便于理解,我们将月经周期分成了两部分,或者说两个

"阶段"。

在月经周期的前半部分，大脑里的激素会向卵巢释放信号，刺激卵巢分泌更多激素，让卵子成熟。

在月经周期的后半部分，成熟的卵子被释放出来，也就是"排卵"。子宫会开启一段很短的时间，等待卵子受精，也就是"受孕"。

如果卵子没有受孕（卵子大多数时间里都不会受孕，不然我们会经常怀孕），激素水平会再次调整。排卵过后大概两周，子宫内膜开始脱落，这个时候你就来月经啦。

第一阶段：卵子成熟

其实你的身体内部每个月都有一场比赛：几个卵泡会同时开始成熟。大概在月经周期的第 8 天，会有一个卵泡夺得主导地位。这个卵泡会完全成熟，然后在月经周期的第 14 ～ 16 天到达子宫。这个时间取决于你月经周期的长度，刚来月经的女生周期一般都比较长。卵子非常小，大概只有冒号的一个点那么大。

为了让卵泡成熟，身体会分泌大量雌激素。雌激素是一种主要的月经激素，会促进卵子成熟和子宫内膜生长，也会使宫颈黏液变得稀薄透明。你可能会发现有段时间白带更多，主要是因为这个时候白带最稀薄。

你的卵子在特殊的"房子"（卵巢）里成熟了。等房子接收到信号，就会"芝麻开门"，释放卵子。这个过程叫作**排卵**，卵子排出以后存活时间很短。一些女性排卵的时候会感觉到一阵刺痛，甚至会流一点血。

卵子的旅程

卵子一旦排出，只能存活几天，除非与精子相遇。

受精（卵子和精子相遇）是孕育宝宝的第一步。不管是还在卵巢里的卵子，还是青春期刚开始就排出来的卵子，大多数卵子都**不能**变成宝宝。这是自然规律。精子也一样，上百万精子里的大多数也不会变成宝宝。

如果卵子没有受精，就会随月经排出体外，或被自身组织吸收。

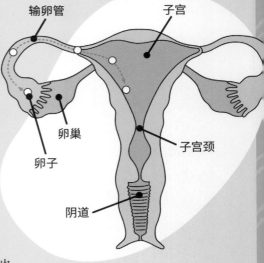

输卵管　　　　　　子宫

卵巢

卵子

子宫颈

阴道

卵子排出以后

排卵以后的一周里，雌激素水平会急剧下降，之后又会回升一点。与此同时，另一种月经激素黄体酮的水平会升高。黄体酮会让宫颈黏液变得浓稠而有黏性，你可能感觉白带不一样了，但这种白带其实还是来自同一个地方。

经前忧郁

科学家研究过经期激素是如何影响我们情绪和想法的。在月经周期的第二阶段，雌激素水平下降、黄体酮水平上升，可能会对一些女性的心情造成影响。很多女性在经期开始前的几天里会感到易怒、低落、焦虑，或是很难控制情绪，容易发脾气或跟人吵架。

其他与激素水平相关的经前症状还包括乳房胀痛、胀气、增重、头痛、特别想吃一些东西、胃口变大，以及关节、肌肉疼痛。

想知道这些症状是否与月经周期有关，只需要留意一下它们是不是只在排卵以后出现，又在月经开始前**消失**。如果你想了解更多关于经前期综合征的知识，请翻到第92页。

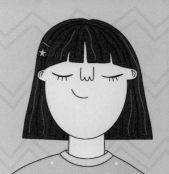

月经达人宣言

所有月经达人都知道：**知识就是力量!** 你对月经的了解越多越好。

月经达人**不会评判**别人管理月经的方式。不管你喜欢用卫生巾、棉条、经期内裤还是其他月经用品，你的身体由你做主。我绝不评判!

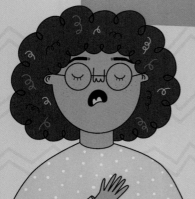

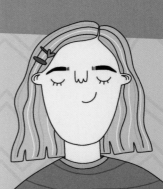

月经达人明白对月经感到
"恶心"是幼稚的行为，这
种行为没有任何意义。

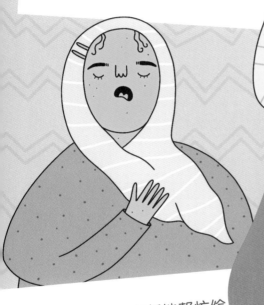

月经达人
会在月经包里
多准备一些卫
生巾或棉条，
而且愿意把它
们送给有需要
的人。

月经达人会负责任地帮忙给
别人检查经血有没有漏出来，
哪怕对方是完全不认识的陌
生人。

151

扩展你的月经词汇库!

白带

第一次来月经前不久,阴道里流出来的透明液体。第一次月经以后,白带也会一直是月经周期的一部分。

调节周期

主动调节月经周期或频率的方法多种多样,包括避孕药、皮下埋植等。

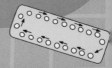

布洛芬

一种止痛消炎药。一种叫前列腺素的月经激素会造成肌肉痉挛,布洛芬能通过减少这种激素的分泌来止痛。

导管

一些棉条带有塑料或纸制的导管,方便你把棉条放进阴道。

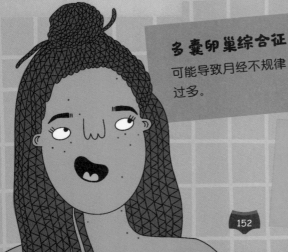

多囊卵巢综合征

可能导致月经不规律、经血过少或过多。

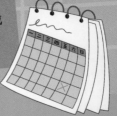

更年期

女性进入更年期,生殖系统逐渐萎缩,不能再孕育宝宝了。

宫颈

子宫下部较窄的部分。

护翼

卫生巾两边带有黏性的"翅膀",用来固定卫生巾,防止经血漏出。

甲状腺

一种腺体,其分泌的激素会参与控制身体使用能量的方式。

经前期综合证

经期以前可能出现的症状和感觉。

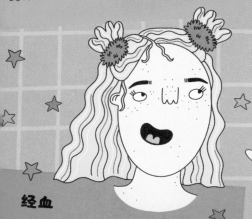

经血较多

形容经血流量大的情况。

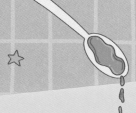

经血

经期从阴道里流出来的血液和其他物质,也就是"月经"!

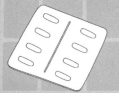

经血较少

形容经血流量小的情况。

痉挛

引起疼痛的肌肉收缩，可能会在经期出现。

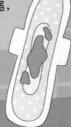

卵子

女性生殖细胞。卵子和精子（男性生殖细胞）相遇就可能怀孕。

扑热息痛

一种止痛药，通过影响大脑来减轻痛觉。

内啡肽

帮你减轻疼痛、让你更舒服的激素。

前列腺素

一种月经激素，可能在经期引起痉挛、恶心和排便增多！

青春期

这个时期激素会发生改变，促进生长、体型改变，也是生育能力和性成熟的开始。

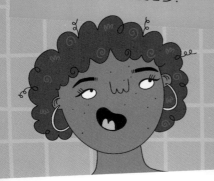

少量出血

非月经期间少量出血的现象。

脱落

子宫内膜自然、有规律地脱落。

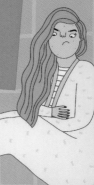

外阴

耻骨处的生殖器区域，包括大阴唇、小阴唇、阴蒂、尿道口周围和阴道口周围的区域。

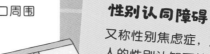

性别认同障碍

又称性别焦虑症，对一个人的性别认知不符合本人的性别。例如，认为自己是女生而实际上是男生，反之亦然。

血块

凝结成固体的一小摊血，有点像果冻，可能会在经期出现。

月经用品
（卫生用品）

卫生巾、棉条、月经杯和其他用来吸收经血的产品的统称。

月经

经血周期性从阴道里流出来的现象。

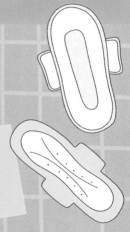

月经周期

第一次月经以后，你就会一直处在月经周期的某个阶段。

子宫内膜异位症

一种常见病症。子宫内膜或类似的组织出现在了子宫以外的身体部位。

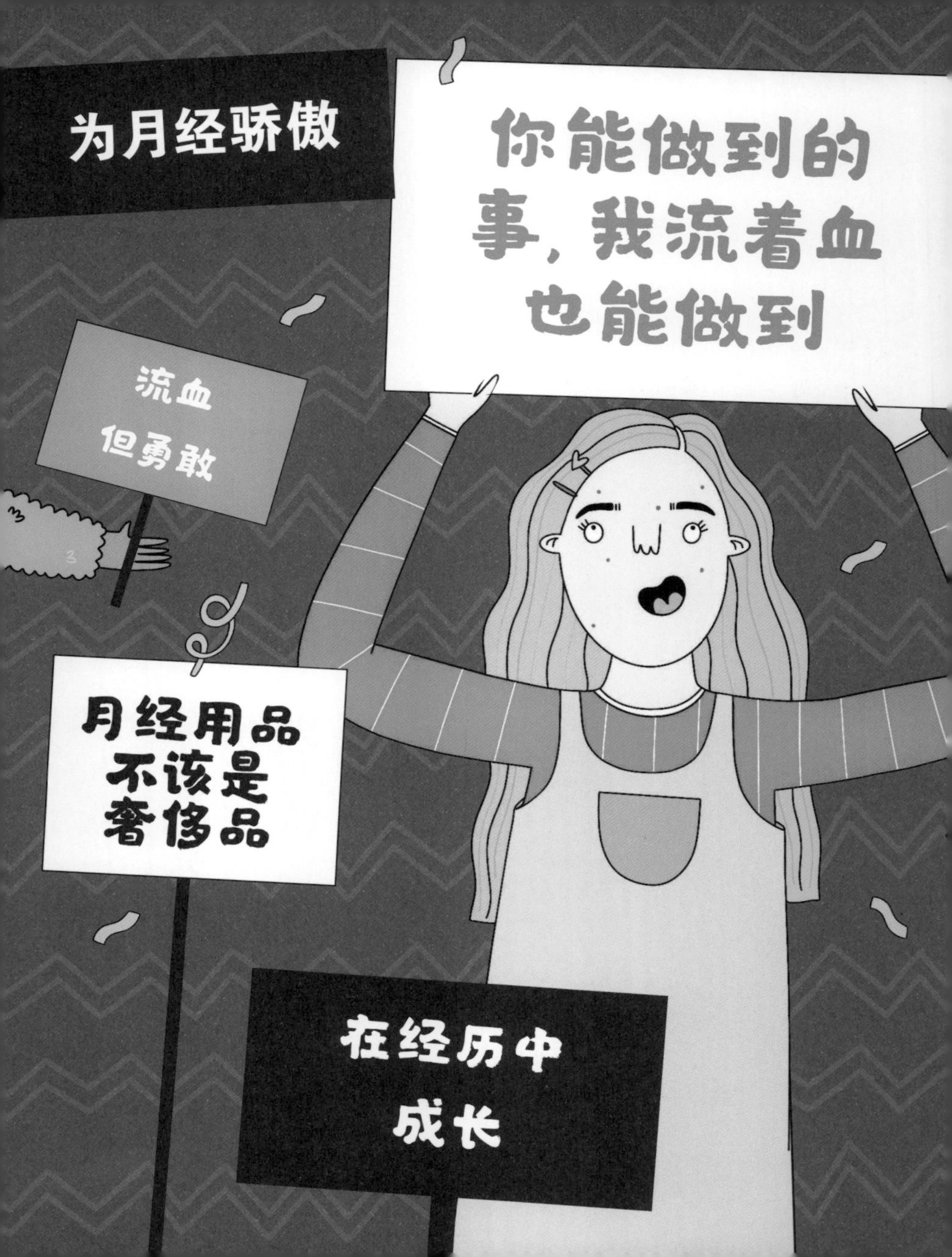
为月经骄傲
你能做到的事，我流着血也能做到
流血
但勇敢
月经用品
不该是
奢侈品
在经历中
成长

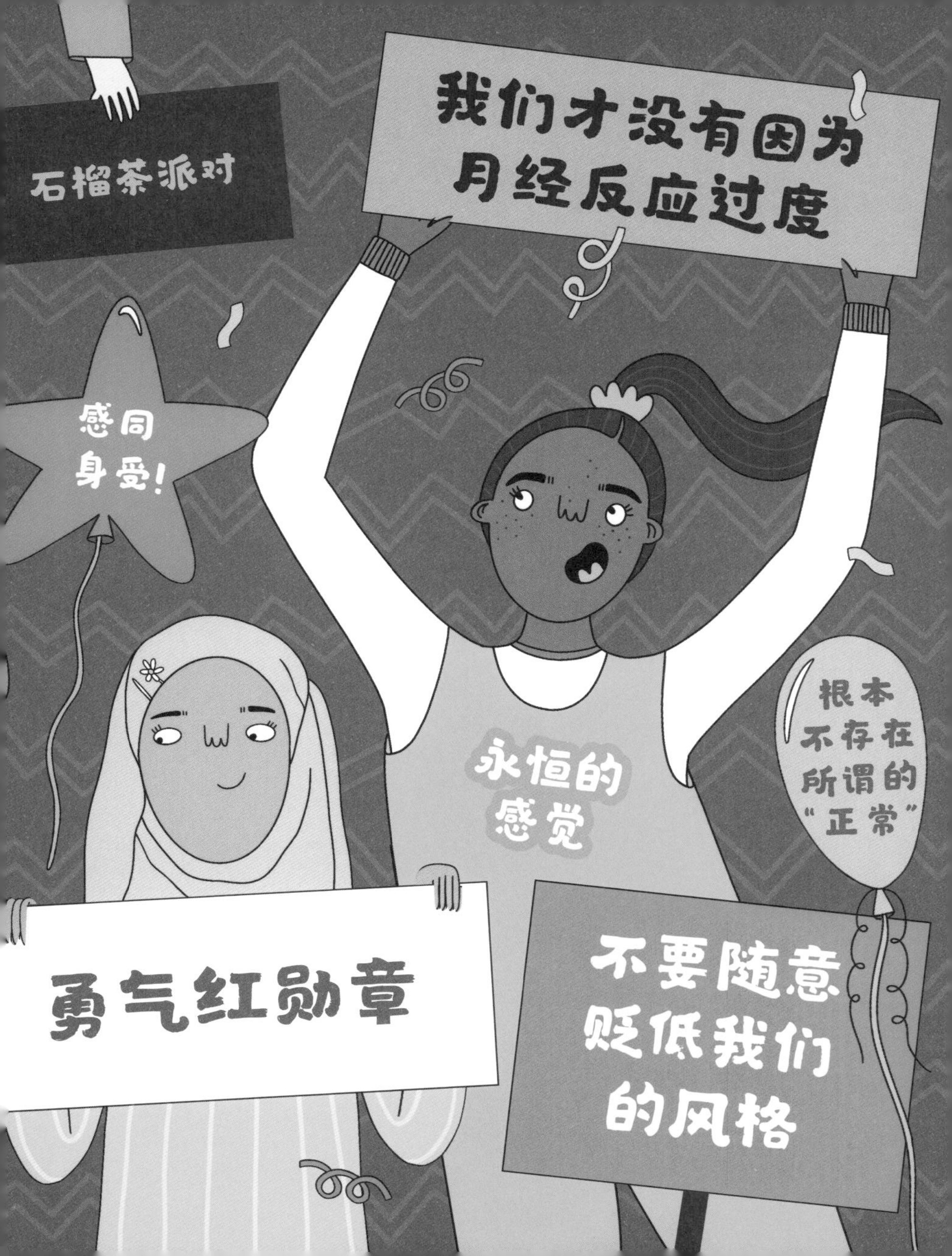
石榴茶派对
我们才没有因为月经反应过度
感同身受!
永恒的感觉
根本不存在所谓的“正常”
勇气红勋章
不要随意贬低我们的风格

其他月经相关资料

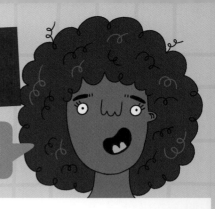

还想了解更多关于月经的知识吗？下面是推荐的一些渠道！

国内热线

妇女维权公益服务 12338
青少年心理咨询和法律援助 12355

微博话题

月经
第一次来月经的时候
生理期
我也拒绝月经羞耻

视频

《月事革命》

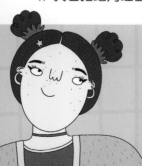

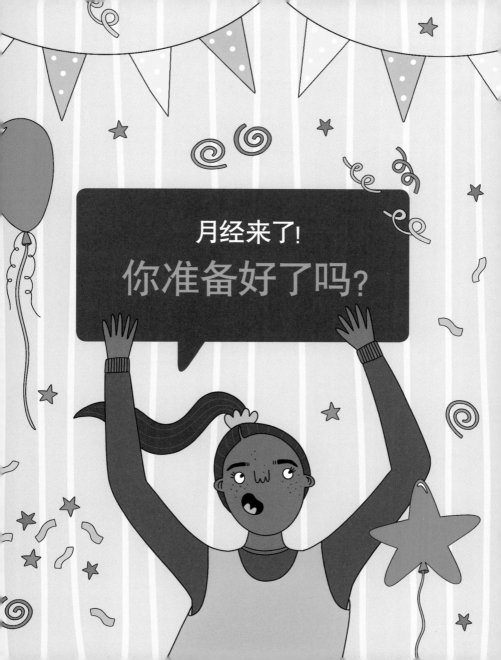

本书提及的所有医用名词或药品，在不同国家和地区存在命名、服用方式或适用人群等各方面的差异，如需进一步了解，请详询专业医生。

　　具体医学名词的详细解释，由于篇幅有限，还请查阅更多资料，获取专业指导。

图书在版编目（ＣＩＰ）数据

她来了请准备 ／（澳）优米·斯泰恩斯，（澳）梅丽
莎·康著；（英）珍妮·拉瑟姆绘；徐琛成，初初译
. 一一 北京：海豚出版社，2021.9（2023.9重印）
ISBN 978-7-5110-5538-5

Ⅰ. ①她… Ⅱ. ①优… ②梅… ③珍… ④徐… ⑤初
… Ⅲ. ①月经－基本知识 Ⅳ. ①R711.51

中国版本图书馆CIP数据核字 (2021) 第084238号

著作权登记图字：01-2021-1915

她来了请准备

[澳] 优米·斯泰恩斯　[澳] 梅丽莎·康 著
[英] 珍妮·拉瑟姆 绘
徐琛成　初初 译

出 版 人　　　王　磊

责任编辑　　　张国良　胡瑞芯　白　云
特约编辑　　　侯明明　徐彩虹
美术编辑　　　徐　蕊
内文制作　　　博远文化
责任印制　　　于浩杰　蔡　丽
法律顾问　　　中咨律师事务所 殷斌律师

出　　版　　海豚出版社
地　　址　　北京市西城区百万庄大街24号　邮编 100037
电　　话　　010-68996147（总编室）
发　　行　　新经典发行有限公司
　　　　　　电话 (010)68423599　邮箱 editor@readinglife.com
印　　刷　　北京奇良海德印刷股份有限公司
开　　本　　889mm×1194mm　1/32
印　　张　　5.5
字　　数　　80千
印　　数　　80001~90000
版　　次　　2021年9月第1版
印　　次　　2023年9月第12次印刷
书　　号　　ISBN 978-7-5110-5538-5
定　　价　　59.00元
版权所有，侵权必究
如有印装质量问题，请发邮件至 zhiliang@readinglife.com

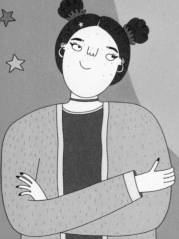